Friggitrice ad aria. Il ricettario

Le migliori ricette per principianti

INDICE

INTRODUZIONE 7

RICETTE PER LA COLAZIONE 10

    1. FRITTELLE DI ZUCCHINE 11
    2. UOVA STRAPAZZATE 12
    3. POLLO IN CROSTA DI MANDORLE 12
    4. INSALATA DI FUNGHI E FORMAGGIO 13
    5. PANINI AI GAMBERETTI 15
    6. INSALATA DI ASPARAGI 15
    7. FUNGHI E FORMAGGIO DA SPALMARE 16
    8. PANINI AL TONNO 17
    9. PATATE ALL'AGLIO CON PANCETTA 18
    10. POMODORI E BIETOLE AL FORNO 18
    11. FRITTATA DI GAMBERI 19
    12. COLAZIONE COBBLER 20
    13. FARINA D'AVENA ALLE FRAGOLE 21
    14. FRITTATA DI POLLO E ZUCCHINE 22
    15. FRITTATA DI POLLO 23

ANTIPASTI 25

    16. CHIPS DI CAVOLO CROCCANTI 26
    17. NOCCIOLINE DI MAIS ALLE ARACHIDI FATTE IN CASA 26
    18. ZUCCA CROCCANTE 27
    19. CAROTE ARROSTITE AL COCCO 28
    20. PATATE SEMPLICI AL BURRO 28
    21. POLLO BBQ 29
    22. BROCCOLI CROCCANTI 30

23.	BOCCONCINI DI CAVOLFIORE CROCCANTI	30
24.	CAVOLETTI DI BRUXELLES AL CURRY	31
25.	ASPARAGI ALL'AGLIO	32
26.	SENAPE ALL'ACETO BALSAMICO DIVISA	32
27.	CIOTOLE DI LAMPONI AL LIMONE	33
28.	PATATE ROSSE ARROSTITE CON GRASSO D'ANATRA	34
29.	BASTONCINI DI MOZZARELLA ALL'AGLIO	34
30.	PATATE AL FORNO CON PANCETTA	35

PRANZO **36**

31.	COSTOLETTE DI AGNELLO FACILI AL ROSMARINO	37
32.	COSTOLETTE DI MAIALE SUCCOSE	37
33.	COSTOLETTE DI MAIALE AL BARBECUE	38
34.	INVOLTINI DI VERDURE	39
35.	HAMBURGER DI MANZO	40
36.	ARROSTO DI MANZO STAGIONATO	41
37.	BISTECCA CON BURRO AL FORMAGGIO	42
38.	SPALLA DI MAIALE SPEZIATA	43
39.	COSTOLETTE DI AGNELLO ALL'AGLIO E LIMONE	44
40.	MIX DI GAMBERI ALLO ZAFFERANO	45
41.	POLPETTE CROCCANTI	46
42.	POLPETTE DI MANZO SEMPLICI	46
43.	BISTECCA SAPORITA	47
44.	MANZO STAGIONATO E SALATO	48
45.	VERDURE SU PANE TOSTATO	49
46.	BOCCONCINI DI BISTECCA SUCCULENTI	50
47.	COSTOLETTE DI MAIALE AL BARBECUE	51
48.	FILETTO DI MAIALE CON SENAPE AL MIELE	52
49.	RISOTTO AL POMODORO E MAIS	53
50.	FILETTO DI MAIALE STAGIONATO	54

51.	Peperone arrostito	55
52.	Arrosto di manzo facile	56
53.	Jerky di manzo classico	57
54.	Filetto di maiale in stile country	58
55.	Filetto di maiale glassato	59
56.	Polpette dolci e piccanti	60
57.	Bistecca Rib-Eye con burro alle erbe	61
58.	Semplice arrosto di controfiletto di manzo	62
59.	Filetto di maiale all'aglio	63
60.	Costolette di agnello greco	64

CENA 65

61.	Hamburger di tonno	66
62.	Petti di pollo al limone	67
63.	Polpette di tacchino	68
64.	Eglefino croccante	69
65.	Polpette di pollo al parmigiano	70
66.	Gamberi e mais	71
67.	Salmone al limone e peperoncino	72
68.	Merluzzo impanato	73
69.	Merluzzo cinese	74
70.	Salmone glassato al miso	75
71.	Bacchette di pollo in crosta	76
72.	Miscela di pollo e pepe	78
73.	Polpette italiane facili	78
74.	Ciotole di cozze	79
75.	Polpette di tacchino veloci	80
76.	Petto di pollo all'origano	81
77.	Pesce gatto piccante	82
78.	Pollo affumicato al forno	83

79.	Tilapia speziata	84
80.	Tacchino in salamoia	84
81.	Salmone al burro	86
82.	Gamberi in salsa di burro	86
83.	Tilapia croccante	87
84.	Bacchette di pollo	88
85.	Petto di tacchino al timo	90
86.	Halibut all'aceto	91
87.	Salmone al limone	92
88.	Polpette di salmone	92
89.	Gamberi croccanti	95
90.	Polpette di pollo macinato	95

DOLCI E DESSERT 97

91.	Ceci arrostiti con zucchero di cannella	98
92.	Ciambelle di biscotto	98
93.	Torta Angel Food	99
94.	Wonton alla crema di formaggio	100
95.	Rotoli alla cannella	101
96.	Composta di frutta al miele	103
97.	Marmellata di pesche dolci	103
98.	Salsa di pere	104
99.	Muffin di brownie	105
100.	Bocconcini di toast francese	106

CONCLUSIONE 108

Introduzione

Un forno ad aria è uno degli apparecchi più richiesti per la sua versatilità e facilità d'uso. L'apparecchio cuocerà il vostro cibo facendo circolare aria calda nella camera di cottura. Questa è la scelta migliore per gli individui che cercano i migliori cibi fritti senza comprometterne la qualità. In questo libro andremo a coprire una vasta gamma di modi di cottura come il forno a friggitrice istantanea vortex air. Questo è un apparecchio di cottura 7 in 1 in grado di eseguire sette funzioni di cottura senza compromettere la qualità degli alimenti. La friggitrice ad aria è eccezionalmente buona perché risparmia quasi l'80% dell'olio mentre frigge il cibo. Non si limita solo ai cibi croccanti ma è anche molto efficace nella cottura di una vasta gamma di cibi.

Ci sono molte cose che possono rallentare la tua giornata. Come il traffico, il maltempo, il cattivo umore e le cucine disordinate. The Mediterranean Air Fryer Cookbook for Busy People risolve tutti questi problemi.

In questo libro, troverete ricette facili da seguire che vi aiutano a cucinare mentre lavorate. Tutte queste ricette sono state testate per velocità e gusto da persone occupate che vogliono solo avere la cena in tavola il prima possibile.

The Mediterranean Diet Air fryer Cookbook for healthy People contiene più di semplici ricette. Ti insegna anche i benefici di mangiare cibi più sani e i meriti di vivere uno stile di vita equilibrato. Avere aspettative irrealistiche su ciò che dovresti fare tutto il giorno incasina davvero l'equilibrio della tua vita.

Questo libro è perfetto per le persone impegnate che vogliono godersi la vita al massimo. Che siate single o sposati, malati o sani, questo libro vi aiuterà finalmente a rallentare e a godervi la vita piuttosto che preoccuparvene.

Il Mediterranean Diet Air Fryer Cookbook è un modo deliziosamente facile per portare i sapori e i benefici della dieta mediterranea nella tua vita.

La dieta mediterranea sta facendo di nuovo notizia. Con le diete ad alto contenuto di frutta e verdura, cereali integrali e grassi sani che stanno diventando più popolari, la dieta mediterranea è una tendenza crescente. La versione più famosa della dieta è la cucina tradizionale greca conosciuta come "la dieta mediterranea".

In questo libro, imparerai a cucinare i classici piatti mediterranei usando solo ingredienti naturali come olio d'oliva, pomodori e aglio. Se vuoi perdere peso o semplicemente cercare cibi più sani che ti facciano sentire meglio ogni giorno, questo libro di cucina ha una grande selezione di ricette per te!

La dieta mediterranea è stata a lungo associata a buona salute, longevità e bassi tassi di malattie croniche negli esseri umani. Infatti, ci sono molteplici studi che suggeriscono che lo stile di vita mediterraneo è più sano della dieta standard americana (SAD). Ma avete

sai che la dieta mediterranea è anche un'ottima alternativa alla friggitrice ad aria?

In questo libro, troverai 100 ricette facili da seguire che sfruttano la cottura con la friggitrice ad aria per creare pasti appetitosi con un tempo minimo. Progettate per adattarsi al tuo stile di vita occupato, queste ricette ti aiuteranno a bruciare grassi e perdere peso preparando pasti deliziosi con ingredienti semplici e sani. Questa friggitrice ad aria mediterranea offre una ricchezza di idee per mangiare sano senza dover sgobbare in cucina tutto il giorno.

Sia che tu stia cercando una cena veloce per la settimana, o che tu voglia cucinare un delizioso banchetto per la tua prossima festa, questo libro di cucina mediterranea con friggitrice ad aria ti copre. Ogni ricetta include istruzioni dettagliate per la preparazione, consigli sui tempi di cottura e una lista della spesa, in modo da poter raccogliere facilmente tutto il necessario per il tuo pasto. Quando è il momento di mangiare, basta impostare la friggitrice ad aria sul suo accessorio da banco e aspettare. Una volta che la cena è fatta cuocere, è pronta da mangiare!

Prendi una copia di questo libro e approfitta dei molti benefici della dieta mediterranea mentre lavori ore extra in ufficio!

Ricette per la colazione

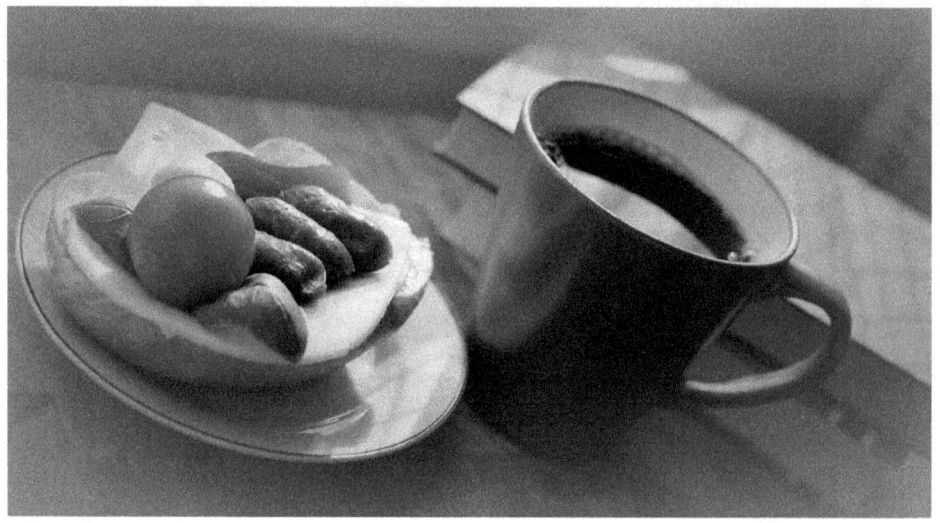

1. Frittelle di zucchine

Tempo di preparazione: 15 minuti
Tempo di cottura: 7 minuti
Porzioni: 2
Ingredienti:

- 10½ oz. di zucchine, grattugiate e spremute
- 7 once. Formaggio Halloumi
- ¼ di tazza di farina universale
- 2 uova
- 1 cucchiaino di aneto fresco, tritato
- Sale e pepe nero macinato, come richiesto

Indicazioni:
1. In una grande ciotola e mescolare tutti gli ingredienti.
2. Fare una frittella di piccole dimensioni con l'impasto.
3. Premere il "Pulsante di accensione" del forno Air Fry e girare il quadrante per selezionare la modalità "Air Fry".
4. Premere il pulsante Time e girare nuovamente la manopola per impostare il tempo di cottura a 7 minuti.
5. Ora premi il pulsante Temp e ruota il quadrante per impostare la temperatura a 355 gradi F.
6. Premere il pulsante "Start/Pause" per iniziare.
7. Quando l'unità suona per mostrare che è preriscaldata, aprire il coperchio.
8. Disporre le frittelle nella "Sheet Pan" unta e inserire nel forno.
9. Servire caldo.

Nutrizione:

- Calorie: 253
- Grasso totale: 17,2 g
- Grasso saturo: 11 g
- Colesterolo: 121 mg
- Sodio: 333 mg; Carboidrati totali: 10 g
- Fibra: 1,1 g; Zucchero: 2,7 g; Proteine: 15,2 g

2. Uova strapazzate

Tempo di preparazione: 5 minuti
Tempo di cottura: 20 minuti
Porzioni: 2
Ingredienti:
- 4 uova grandi.
- ½ tazza di formaggio Cheddar affilato tagliuzzato.
- 2 cucchiai di burro non salato; fuso.

Indicazioni:
1. Rompere le uova in una teglia rotonda da 2 tazze e sbattere.
2. Mettere il piatto nel cestello della friggitrice ad aria.
3. Regolare la temperatura a 400 gradi F e impostare il timer per 10 minuti.
4. Dopo 5 minuti, mescolare le uova e aggiungere il burro e il formaggio.
5. Lasciate cuocere altri 3 minuti e mescolate di nuovo.
6. Lasciate che le uova finiscano di cuocere per altri 2 minuti o toglietele se sono di vostro gradimento.
7. Usare una forchetta per spappolare. Servire caldo.

Nutrizione:
- Calorie: 359; Proteine: 19,5g; Fibra: 0.0g
- Grasso: 27.6g; Carboidrati: 1.1g

3. Pollo in crosta di mandorle

Tempo di preparazione: 10 minuti
Tempo di cottura: 25 minuti
Porzioni: 2
Ingredienti:
- 2 petti di pollo, senza pelle e senza ossa
- 1 cucchiaio di senape di Digione
- 2 cucchiai di maionese
- ¼ di tazza di mandorle
- Pepe
- Sale

Indicazioni:
1. Aggiungete le mandorle nel robot da cucina e lavorate fino a macinare finemente.
2. Trasferire le mandorle su un piatto e mettere da parte.
3. Mescolare la senape e la maionese e spalmare sul pollo.
4. Rivestire il pollo con le mandorle e metterlo nel cestello della friggitrice ad aria e cuocere a 350 F per 25 minuti.
5. Servire e gustare.

Nutrizione:

- Calorie 409
- Grasso 22 g
- Carboidrati 6 g ; Zucchero 1,5 g
- Proteina 45 g ; Colesterolo 134 mg

4. Insalata di funghi e formaggio
Tempo di preparazione: 10 minuti
Tempo di cottura: 15 minuti
Porzioni: 2
Ingredienti:

- 10 funghi, dimezzati
- 1 cucchiaio di prezzemolo fresco, tritato
- 1 cucchiaio di olio d'oliva
- 1 cucchiaio di mozzarella grattugiata
- 1 cucchiaio di formaggio cheddar, grattugiato
- 1 cucchiaio di erbe miste essiccate
- Pepe
- Sale

Indicazioni:
1. Aggiungere tutti gli ingredienti nella ciotola e mescolare bene.
2. Trasferire il composto della ciotola nella teglia della friggitrice ad aria.
3. Mettere nella friggitrice ad aria e cuocere a 380 F per 15 minuti.
4. Servire e gustare.

Nutrizione:

- Calorie: 90 ; Grasso: 7 g; Carboidrati: 2 g
- Zucchero: 1 g; Proteine: 5 g ; Colesterolo: 7 mg

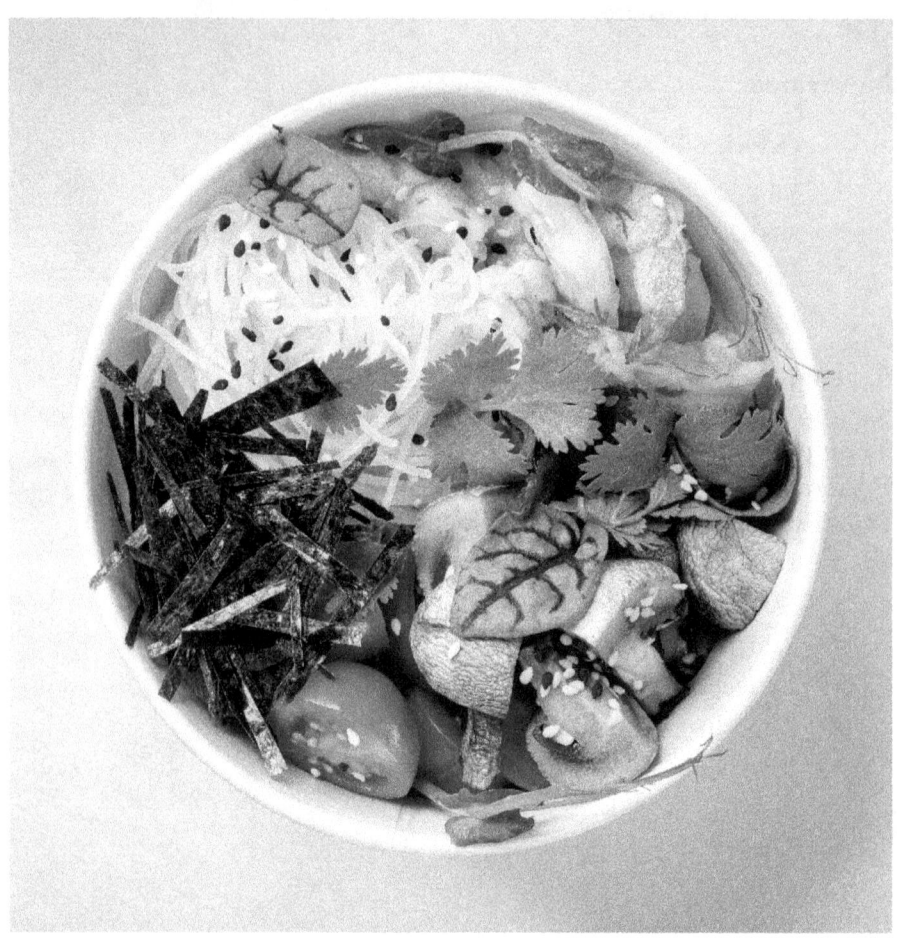

5. Panini ai gamberetti
Tempo di preparazione: 10 minuti
Tempo di cottura: 5 minuti
Porzioni: 2
Ingredienti:
- 1 tazza e ¼ di cheddar, tagliuzzato
- 6 once di gamberetti in scatola, scolati
- 3 cucchiai di maionese
- 2 cucchiai di cipolle verdi tritate
- 4 fette di pane integrale
- 2 cucchiai di burro, morbido

Indicazioni:
1. In una ciotola, mescolare i gamberi con il formaggio, la cipolla verde e la maionese e mescolare bene. Spalmate questo su metà delle fette di pane, coprite con le altre fette di pane, tagliate a metà in diagonale e spalmate di burro. Mettere i panini nella friggitrice ad aria e cuocere a 350 gradi F per 5 minuti. Dividete i panini ai gamberi sui piatti e serviteli per la colazione. Buon appetito!

Nutrizione:
- Calorie: 162
- Grasso: 3
- Fibra: 7
- Carboidrati: 12; Proteine: 4

6. Insalata di asparagi
Tempo di preparazione: 5 minuti
Tempo di cottura: 10 minuti
Porzioni: 4
Ingredienti:
- 1 tazza di rucola
- 1 mazzo di asparagi; spuntato
- 1 cucchiaio di aceto balsamico

- 1 cucchiaio di formaggio cheddar; grattugiato
- Un pizzico di sale e pepe nero
- Spray da cucina

Indicazioni:
1. Metti gli asparagi nel cestello della tua friggitrice ad aria, ungili con spray da cucina, condiscili con sale e pepe e cuocili a 360°F per 10 minuti.
2. Prendere una ciotola e mescolare gli asparagi con la rucola e l'aceto, mescolare, dividere tra i piatti e servire caldo con il formaggio cosparso sopra

Nutrizione:
- Calorie: 200
- Grasso: 5g
- Fibra: 1g
- Carboidrati: 4g.   Proteine: 5g

7. Funghi e formaggio da spalmare
Tempo di preparazione: 5 minuti
Tempo di cottura: 20 minuti
Porzioni: 4
Ingredienti:

- ¼ di tazza di mozzarella; tagliuzzata
- ½ tazza di crema di cocco
- 1 tazza di funghi bianchi
- Un pizzico di sale e pepe nero
- Spray da cucina

Indicazioni:
1. Metti i funghi nel cestello della tua friggitrice ad aria, ungili con uno spray da cucina e cuoci a 370°F per 20 minuti.
2. Trasferire in un frullatore, aggiungere i restanti ingredienti, pulsare bene, dividere in ciotole e servire come crema da spalmare

Nutrizione:
- Calorie: 202
- Grasso: 12g
- Fibra: 2g
- Carboidrati: 5g
- Proteine: 7g

8. Panini al tonno
Tempo di preparazione: 10 minuti
Tempo di cottura: 5 minuti
Porzioni: 2
Ingredienti:
- 16 once di tonno in scatola, sgocciolato
- ¼ di tazza di maionese
- 2 cucchiai di senape
- 1 cucchiaio di succo di limone
- 2 cipolle verdi, tritate
- 3 muffin inglesi, dimezzati
- 3 cucchiai di burro
- 6 formaggio provolone

Indicazioni:
1. In una ciotola, mescolare il tonno con la maionese, il succo di limone, la senape e le cipolle verdi e mescolare.
2. Ungere le metà dei muffin con il burro, metterli in una friggitrice ad aria preriscaldata e cuocerli a 350 gradi F per 4 minuti.
3. Spalmate il mix di tonno sulle metà dei muffin, coprite ciascuno con il provolone, rimettete i panini nella friggitrice e cuoceteli per 4 minuti, divideteli tra i piatti e serviteli subito per colazione. Buon appetito!

Nutrizione:
- Calorie: 182
- Grasso: 4; Fibra: 7
- Carboidrati: 8; Proteine: 6

9. Patate all'aglio con pancetta
Tempo di preparazione: 10 minuti
Tempo di cottura: 20 minuti
Porzioni: 2
Ingredienti:
- 4 patate, sbucciate e tagliate a cubetti medi
- 6 spicchi d'aglio, tritati
- 4 fette di pancetta, tritate
- 2 rosmarini tritati
- 1 cucchiaio di olio d'oliva
- Sale e pepe nero a piacere
- 2 uova, sbattute

Indicazioni:
1. Nella padella della vostra friggitrice ad aria, mescolate l'olio con le patate, l'aglio, la pancetta, il rosmarino, il sale, il pepe e le uova e sbattete.
2. Cuocere le patate a 400 gradi F per 20 minuti, dividere il tutto sui piatti e servire per colazione. Buon appetito!

Nutrizione:
- Calorie: 211
- Grasso: 3
- Fibra: 5
- Carboidrati: 8
- Proteina: 5

10. Pomodori e bietole al forno
Tempo di preparazione: 5 minuti
Tempo di cottura: 15 minuti
Porzioni: 4
Ingredienti:
1. 4 uova; sbattute
2. 3 once. Bietole; tritate.

3. 1 tazza di pomodori; a cubetti
4. 1 cucchiaio di olio d'oliva
5. Sale e pepe nero a piacere.

Indicazioni:
- Prendere una ciotola e mescolare le uova con il resto degli ingredienti tranne l'olio e sbattere bene.
- Ungere una padella adatta alla friggitrice con l'olio, versare il mix di bietole e cuocere a 359°F per 15 minuti.
- Dividere tra i piatti e servire.

Nutrizione:
- Calorie: 202
- Grasso: 14g; Fibra: 3g
- Carboidrati: 5g; Proteine: 12g

11. Frittata di gamberi
Tempo di preparazione: 10 minuti
Tempo di cottura: 15 minuti
Porzioni: 2
Ingredienti:
- 4 uova
- ½ cucchiaino di basilico secco
- Spray da cucina
- Sale e pepe nero a piacere
- ½ tazza di riso, cotto
- ½ tazza di gamberi, cotti, sgusciati, decorticati e tritati
- ½ tazza di spinaci, tritati
- ½ tazza di formaggio Monterey jack, grattugiato

Indicazioni:
1. In una ciotola, mescolare le uova con sale, pepe e basilico e sbattere. Ungere la padella della friggitrice ad aria con uno spray da cucina e aggiungere il riso, i gamberi e gli spinaci. Aggiungere il mix di uova, cospargere di formaggio e cuocere nella friggitrice a 350 gradi per 10 minuti.
2. Dividere tra i piatti e servire per la colazione. Buon appetito!

Nutrizione:

- Calorie 162
- Grasso 6
- Fibra 5
- Carboidrati 8
- Proteina 4

12. Colazione Cobbler

Tempo di preparazione: 10 minuti
Tempo di cottura: 15 minuti
Porzioni: 2
Ingredienti:

- 2 cucchiai di semi di girasole
- 1/4 di tazza di pecan
- 1/4 di tazza di cocco tritato
- 1/2 cucchiaino di cannella
- 2 1/2 cucchiai di olio di cocco
- 2 cucchiai di miele
- 1 prugna, tagliata a dadini
- 1 mela, tagliata a dadini
- 1 pera, tagliata a dadini

Indicazioni:

1. Aggiungere la frutta, la cannella, l'olio di cocco e il miele nella pentola istantanea e mescolare bene.
2. Sigillare la pentola con un coperchio e selezionare la modalità vapore e impostare il timer per 10 minuti.
3. Una volta fatto, rilasciare la pressione usando il metodo di rilascio rapido e poi aprire il coperchio.
4. Trasferire la miscela di frutta nella ciotola di servizio.
5. Aggiungere i semi di girasole, le noci pecan e il cocco nella pentola e cuocere in modalità sauté per 5 minuti.
6. Versare la miscela di semi di girasole, noci pecan e cocco sopra la miscela di frutta.
7. Servire e gustare.

Nutrizione:

- Calorie 426
- Grasso 27,2 g
- Carboidrati 50,9 g
- Zucchero 40,1 g
- Proteina 2,6 g
- Colesterolo 0 mg

13. Farina d'avena alle fragole
Tempo di preparazione: 5 minuti
Tempo di cottura: 15 minuti
Porzioni: 4
Ingredienti:

- ½ tazza di cocco; tagliuzzato
- ¼ di tazza di fragole
- 2 tazze di latte di cocco
- ¼ di cucchiaino di estratto di vaniglia
- 2 cucchiai di stevia
- Spray da cucina

Indicazioni:
1. Ungere la padella della friggitrice ad aria con lo spray da cucina, aggiungere tutti gli ingredienti all'interno e saltare
2. Cuocere a 365°F per 15 minuti, dividere in ciotole e servire per colazione

Nutrizione:

- Calorie: 142
- Grasso: 7g
- Fibra: 2g
- Carboidrati: 3g
- Proteine: 5g

14. Frittata di pollo e zucchine
Tempo di preparazione: 15 minuti
Tempo di cottura: 35 minuti
Porzioni: 2
Ingredienti:
- 8 uova
- ½ tazza di latte
- Sale e pepe nero macinato, come richiesto
- 1 tazza di pollo cotto, tritato
- 1 tazza di formaggio Cheddar, tagliuzzato
- ½ tazza di erba cipollina fresca, tritata
- ¾ di tazza di zucchine, tritate

Indicazioni:
1. In una ciotola, aggiungere le uova, il latte, il sale e il pepe nero e sbattere bene. Aggiungere i restanti ingredienti e mescolare per combinare. Mettere il composto in una teglia unta. Premere il "pulsante di accensione" del forno Air Fry e girare il quadrante per selezionare la modalità "Air Bake".
2. Premere il pulsante Time e ruotare nuovamente il quadrante per impostare il tempo di cottura a 35 minuti. Ora premere il pulsante Temp e ruotare il quadrante per impostare la temperatura a 315 gradi F. Premere il pulsante "Start/Pause" per iniziare. Quando l'unità suona per mostrare che è preriscaldata, aprire il coperchio. Sistemare la padella sulla "griglia metallica" e inserirla nel forno. Tagliare in spicchi di uguali dimensioni e servire caldo.

Nutrizione:
- Calorie: 209
- Grasso totale: 13,3 g
- Grasso saturo: 6,3 g
- Colesterolo: 258 mg
- Sodio: 252 mg
- Carboidrati totali: 2,3 g
- Fibra: 0,3 g
- Zucchero: 1,8 g
- Proteine: 9,8 g

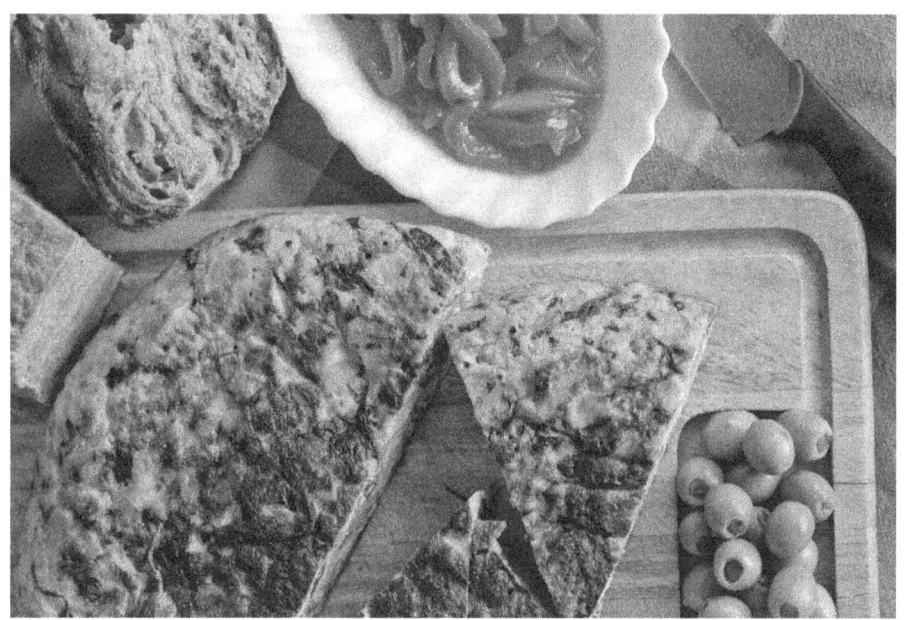

15. Frittata di pollo
Tempo di preparazione: 10 minuti
Tempo di cottura: 16 minuti
Porzioni: 2
Ingredienti:
- 1 cucchiaino di burro
- 1 piccola cipolla gialla, tritata
- ½ peperone jalapeño, con semi e tritato
- 3 uova
- Sale e pepe nero macinato, come richiesto
- ¼ di tazza di pollo cotto, tagliuzzato

Indicazioni:
1. In una padella, sciogliere il burro a fuoco medio e cuocere la cipolla per circa 4-5 minuti. Aggiungere il peperone jalapeño e cuocere per circa 1 minuto.
2. Togliere dal fuoco e mettere da parte per raffreddare leggermente. Nel frattempo, in una ciotola, aggiungere le uova, il sale e il pepe nero e sbattere bene.

3. Aggiungere il composto di cipolle e il pollo e mescolare per combinare. Mettere il composto di pollo in una piccola teglia.
4. Premere il "Pulsante di accensione" del forno Air Fry e girare il quadrante per selezionare la modalità "Air Fry".
5. Premere il pulsante Time e girare nuovamente la manopola per impostare il tempo di cottura a 6 minuti.
6. Ora premi il pulsante Temp e ruota il quadrante per impostare la temperatura a 355 gradi F.
7. Premere il pulsante "Start/Pause" per iniziare.
8. Quando l'unità suona per mostrare che è preriscaldata, aprire il coperchio.
9. Sistemare la padella sulla "cremagliera" e inserirla nel forno.
10. Tagliare la frittata in 2 porzioni e servire calda.

Nutrizione:

- Calorie: 153
- Grasso totale: 9,1 g
- Grasso saturo: 3,4 g
- Colesterolo: 264 mg
- Sodio: 196 mg
- Carboidrati totali: 4 g
- Fibra: 0,9 g
- Zucchero: 2,1 g
- Proteine: 13,8 g

Antipasti

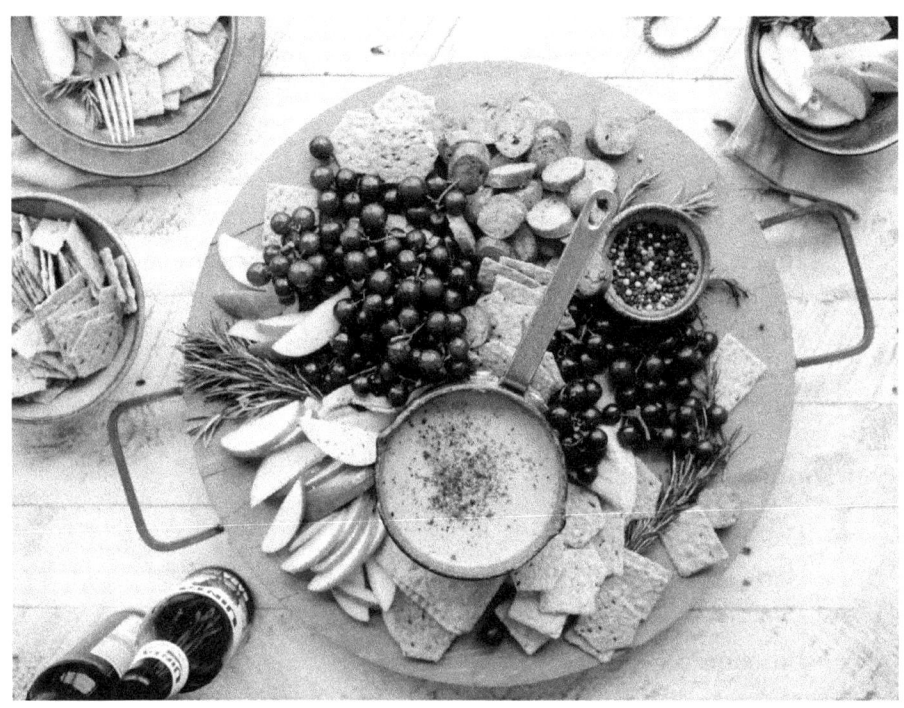

16. Chips di cavolo croccanti
Tempo di preparazione: 5 minuti
Tempo di cottura: 10 minuti
Porzioni: 4
Ingredienti:
- 4 tazze di foglie di cavolo riccio, senza gambi, tritate
- 2 cucchiai di olio d'oliva
- 1 cucchiaino di aglio in polvere
- Sale e pepe nero a piacere
- ¼ di cucchiaino di cipolla in polvere

Indicazioni
1. In una ciotola, mescolare il cavolo e l'olio d'oliva. Aggiungere l'aglio e la cipolla in polvere, il sale e il pepe nero; mescolare per ricoprire.
2. Disporre il cavolo nel cestello e friggere per 8 minuti a 350 F, scuotendo una volta. Servire fresco.

Nutrizione:
- Calorie: 80
- Carboidrati: 3 g
- Grasso: 1 g
- Proteine: 3 g

17. Noccioline di mais alle arachidi fatte in casa
Tempo di preparazione: 5 minuti
Tempo di cottura: 20 minuti
Porzioni: 4
Ingredienti:
- 6 once di hominy essiccato, messo a bagno per una notte
- 3 cucchiai di olio di arachidi
- 2 cucchiai di condimento Old Bay
- Sale a piacere

Indicazioni
1. Preriscaldare la friggitrice a 390 F.
2. Asciugare l'hominy e condirlo con sale e condimento Old Bay. Irrorare con olio e mescolare per ricoprire. Distribuire nel cestello della friggitrice ad aria e friggere per 10-12 minuti. Togliere per scuotere e tornare a cuocere per altri 10 minuti fino a quando non diventa croccante. Trasferire su un piatto foderato con un asciugamano per assorbire il grasso in eccesso. Lasciare raffreddare e servire.

Nutrizione:
- Calorie: 100
- Carboidrati: 3 g
- Grasso: 3 g
- Proteine: 5 g

18. Zucca croccante
Tempo di preparazione: 5 minuti
Tempo di cottura: 20 minuti
Porzioni: 4
Ingredienti:
- 2 tazze di zucca butternut, a cubetti
- 2 cucchiai di olio d'oliva
- Sale e pepe nero a piacere
- ¼ di cucchiaino di timo secco
- 1 cucchiaio di prezzemolo fresco, tritato finemente

Indicazioni
1. In una ciotola, aggiungere la zucca, l'olio d'oliva, il sale, il pepe e il timo e mescolare per ricoprire.
2. Mettere la zucca nella friggitrice ad aria e friggere per 14 minuti a 360 F, scuotendo una o due volte. Servire cosparso di prezzemolo fresco.

Nutrizione:
- Calorie: 100; Carboidrati: 5 g
- Grasso: 2 g; Proteine: 3 g

19. Carote arrostite al cocco
Tempo di preparazione: 5 minuti
Tempo di cottura: 10 minuti
Porzioni: 4
Ingredienti:
- 1 cucchiaio di olio di cocco, sciolto
- 1 libbra di carote di cavallo, affettate
- Sale e pepe nero a piacere
- ½ cucchiaino di peperoncino in polvere

Indicazioni:
1. Preriscaldare la friggitrice a 400 F.
2. In una ciotola, mescolare le carote con olio di cocco, peperoncino in polvere, sale e pepe. Mettere nella friggitrice ad aria e friggere per 7 minuti. Scuotere il cestello e cuocere per altri 5 minuti fino a doratura. Servire.

Nutrizione:
- Calorie: 80; Carboidrati: 3 g
- Grasso: 1 g; Proteine: 4 g

20. Patate semplici al burro
Tempo di preparazione: 5 minuti
Tempo di cottura: 30 minuti
Porzioni: 4
Ingredienti:
- 1 libbra di patate, tagliate a spicchi
- 2 spicchi d'aglio, grattugiati
- 1 cucchiaino di semi di finocchio
- 2 cucchiai di burro fuso
- Sale e pepe nero a piacere

Indicazioni
1. In una ciotola, mescolare le patate, il burro, l'aglio, i semi di finocchio, il sale e il pepe nero, fino a quando sono ben rivestiti. Sistemare le patate nel cestello della friggitrice ad aria.

2. Infornare a 360 F per 25 minuti, scuotendo una volta durante la cottura fino a che non sia croccante all'esterno e tenero all'interno. Servire caldo.

Nutrizione:
- Calorie: 100
- Carboidrati: 8 g
- Grasso: 4 g
- Proteine: 7 g

21. Pollo Bbq
Tempo di preparazione: 5 minuti
Tempo di cottura: 30 minuti
Porzioni: 4
Ingredienti:
- 1 pollo intero piccolo, tagliato a pezzi
- 1 cucchiaino di sale
- 1 cucchiaino di paprika affumicata
- 1 cucchiaino di aglio in polvere
- 1 tazza di salsa BBQ

Indicazioni
1. Mescolare sale, paprika e aglio in polvere e ricoprire i pezzi di pollo. Mettere nel cestello della friggitrice e cuocere per 18 minuti a 400 F. Togliere su un piatto e spennellare con la salsa barbecue.
2. Pulire la friggitrice dal grasso del pollo. Rimettere il pollo nella friggitrice, con la pelle verso l'alto, e cuocere per altri 5 minuti a 340 F.

Nutrizione:
- Calorie: 230
- Carboidrati: 12 g
- Grasso: 9 g
- Proteine: 23 g

22. Broccoli croccanti
Tempo di preparazione: 5 minuti
Tempo di cottura: 20 minuti
Porzioni: 4
Ingredienti:
- 1 cucchiaio di succo di limone, fresco
- 2 cucchiaino di olio d'oliva
- 1 testa di broccoli

Indicazioni:
1. Cominciate a sciacquare i broccoli e ad asciugarli. Taglialo in cimette e poi separale. Assicuratevi che, se usate i gambi, siano tagliati a pezzi di un centimetro e sbucciati.
2. Tossisci i tuoi broccoli con il succo di limone e l'olio d'oliva fino a quando non sono ben rivestiti. Arrostisci i tuoi broccoli nella friggitrice a lotti per dieci per quattordici minuti. Ognuno. Dovrebbero essere teneri e croccanti, e poi servirli caldi.

Nutrizione:
- Calorie: 63
- Proteine: 4 grammi
- Grasso: 2 grammi
- Carboidrati netti: 10 grammi

23. Bocconcini di cavolfiore croccanti
Tempo di preparazione: 5 minuti
Tempo di cottura: 15 minuti
Porzioni: 4
Ingredienti:
- 1 cucchiaio di condimento italiano
- 1 tazza di farina
- 1 tazza di latte
- 1 uovo, sbattuto
- 1 testa di cavolfiore, tagliata a cimette

Indicazioni
1. Preriscaldare la friggitrice a 390 F. Ungere il cestello della friggitrice con spray da cucina. In una ciotola, mescola la farina, il latte, l'uovo e il condimento italiano. Rivestire il cavolfiore nella miscela e scolare il liquido in eccesso.
2. Mettere le cimette nel cestello per friggere, spruzzarle con spray da cucina e friggere all'aria per 7 minuti. Scuotere e continuare la cottura per altri 5 minuti. Lasciare raffreddare prima di servire.

Nutrizione:

- Calorie: 70
- Carboidrati: 2 g
- Grasso: 1 g
- Proteine: 3 g

24. Cavoletti di Bruxelles al curry
Tempo di preparazione: 5 minuti
Tempo di cottura: 25 minuti
Porzioni: 4
Ingredienti:

- 1 libbra di cavoletti di Bruxelles, estremità rifilata e dimezzata
- 2 cucchiaini di olio d'oliva
- 1 cucchiaio di succo di limone, fresco
- 3 cucchiaini di polvere di curry, divisi

Indicazioni:
1. Iniziate mettendo la gotta in una grande ciotola e mescolate il vostro olio d'oliva con un cucchiaino di polvere di curry. Aggiungete i cavoletti di Bruxelles, mescolando fino a quando non sono ben rivestiti. Metteteli nel vostro cestello della friggitrice ad aria, arrostendoli per dodici minuti. Durante questo tempo di cottura dovrai scuotere il tuo cestello una volta.
2. Cospargere con la polvere di curry rimanente e il succo di limone, scuotendo di nuovo il cestino. Arrostire per altri tre o cinque minuti. I cavoletti di Bruxelles dovrebbero essere croccanti e dorati. Servire caldo.

Nutrizione:

- Calorie: 86; Proteine: 4 grammi
- Grasso: 3 grammi; Carboidrati: 12 grammi

25. Asparagi all'aglio
Tempo di preparazione: 5 minuti
Tempo di cottura: 10 minuti
Porzioni: 4
Ingredienti:

- 1 libbra. Asparagi, sciacquati e tagliati
- 2 cucchiaini di olio d'oliva
- 3 spicchi d'aglio, tritati
- 2 cucchiai di aceto balsamico
- ½ cucchiaino di timo

Indicazioni:
1. Iniziate a tirare fuori una grande ciotola per mescolare gli asparagi nell'olio d'oliva prima di mettere le verdure nel cestello della friggitrice ad aria.
2. Cospargere di aglio prima di arrostire per otto-undici minuti. Gli asparagi devono essere teneri ma croccanti.
3. Irrorare con timo e aceto balsamico prima di servire caldo.

Nutrizione:

- Calorie: 41; Proteine: 3 grammi
- Grasso: 1 Grammo; Carboidrati: 6 grammi

26. Senape all'aceto balsamico divisa
Tempo di preparazione: 17 minuti;
Tempo di cottura: 15 minuti
Porzioni: 4
Ingredienti:

- senape verde - 1 mazzo, tagliato
- olio d'oliva - 2 cucchiai
- brodo di pollo - ½ tazza

- passata di pomodoro - 2 cucchiai
- spicchi d'aglio - 3, tritati
- Sale e pepe nero a piacere
- aceto balsamico - 1 cucchiaio da tavola

Indicazioni:
1. Mescolate tutti gli ingredienti in una padella che entri nella vostra friggitrice ad aria e mescolate bene.
2. Spostare la padella nella friggitrice e cuocere ad una temperatura di 260 o F per 12 minuti.
3. Dividi il tutto in diversi piatti, servi il tuo pasto e goditelo!

Nutrizione:
- Calorie 151,
- Grasso 2,
- Fibra 4,
- Carboidrati 14, proteine 4

27. Ciotole di lamponi al limone
Tempo di preparazione: 5 minuti
Tempo di cottura: 12 minuti
Porzioni: 2
Ingredienti:
- 1 tazza di lamponi
- 2 cucchiai di burro
- 2 cucchiai di succo di limone
- 1 cucchiaino di cannella in polvere

Indicazioni:
1. Nella vostra friggitrice ad aria, mescolate tutti gli ingredienti, saltate, coprite, cuocete a 350°F per 12 minuti, dividete in ciotole e servite per colazione

Nutrizione:
- Calorie: 208; Grasso: 6g
- Fibra: 9g; Carboidrati: 14g; Proteine: 3g

28. Patate rosse arrostite con grasso d'anatra
Tempo di preparazione: 5 minuti
Tempo di cottura: 25 minuti
Porzioni: 4
Ingredienti:
- 4 patate rosse, tagliate a spicchi
- 1 cucchiaio di aglio in polvere
- Sale e pepe nero a piacere
- 2 cucchiai di timo, tritato
- 3 cucchiai di grasso d'anatra fuso

Indicazioni
1. Preriscaldare la friggitrice a 380 F. In una ciotola, mescolare il grasso d'anatra, l'aglio in polvere, il sale e il pepe. Aggiungere le patate e scuotere per ricoprire.
2. Mettere nel cestello e cuocere per 12 minuti, togliere il cestello, scuotere e continuare la cottura per altri 8-10 minuti fino a doratura. Servire caldo condito con timo.

Nutrizione:
- Calorie: 110; Carboidrati: 8 g; Grasso: 5 g; Proteine: 7 g

29. Bastoncini di mozzarella all'aglio
Tempo di preparazione: 1 ora e 5 minuti
Tempo di cottura: 10 minuti
Porzioni: 4
Ingredienti:
- 1 cucchiaio di condimento italiano
- 1 tazza di parmigiano
- 8 formaggi a pasta filata, tagliati a dadini
- 2 uova sbattute
- 1 spicchio d'aglio, tritato

Indicazioni:
1. Iniziare combinando il parmigiano, l'aglio e il condimento italiano in una ciotola. Immergere il formaggio nell'uovo e mescolare bene.

2. Arrotolalo nelle tue briciole di formaggio, e poi premi le briciole nel formaggio.
3. Metteteli in frigo per un'ora e poi preriscaldate la vostra friggitrice ad aria a 375.
4. Spruzza la tua friggitrice ad aria con dell'olio e poi disponi le stringhe di formaggio nel cestello. Cuocere per otto o nove minuti a 365.
5. Lasciateli raffreddare per almeno cinque minuti prima di servirli.

Nutrizione:

- Calorie: 80; Proteine: 7 grammi
- Grasso: 6,2 grammi; Carboidrati netti: 3 grammi

30. Patate al forno con pancetta
Tempo di preparazione: 5 minuti
Tempo di cottura: 30 minuti
Porzioni: 4
Ingredienti:

- 4 patate, mondate, dimezzate, tagliate nel senso della lunghezza
- 1 cucchiaio di olio d'oliva
- Sale e pepe nero a piacere
- 4 once di pancetta, tritata

Indicazioni
1. Preriscaldare la friggitrice a 390 F. Spennellare le patate con olio d'oliva e condire con sale e pepe. Disporle nel cestello per friggere unto, con il lato tagliato verso il basso.
2. Infornare per 15 minuti, girarle, coprirle con la pancetta e infornare per 12-15 minuti o finché le patate sono dorate e la pancetta è croccante. Servire caldo

Nutrizione:

- Calorie: 150; Carboidrati: 9 g
- Grasso: 7 g; Proteine: 12 g

Pranzo

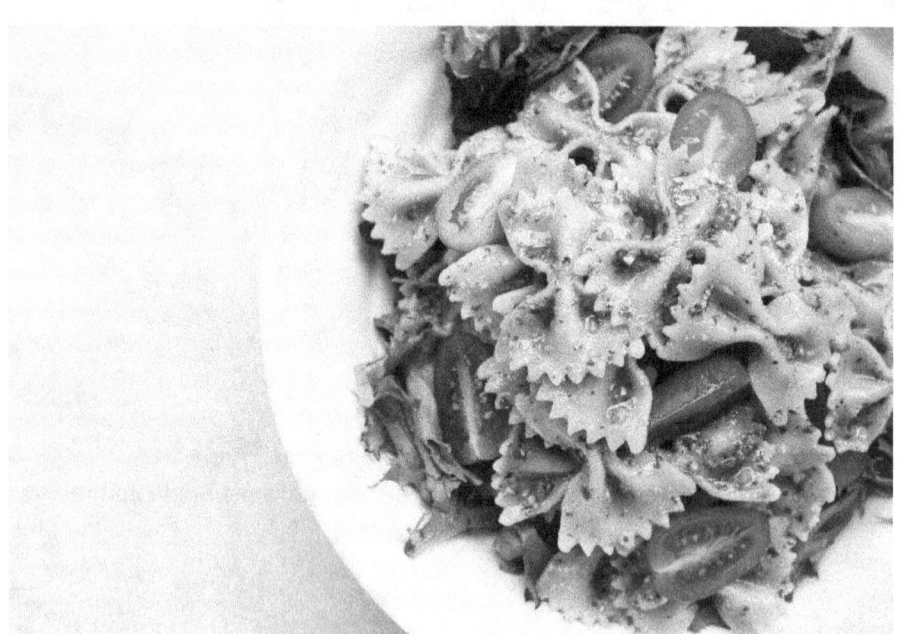

31. Costolette di agnello facili al rosmarino

Tempo di preparazione: 10 minuti
Tempo di cottura: 6 minuti
Porzioni: 4
Ingredienti:
- Quattro costolette d'agnello
- 2 cucchiai di rosmarino secco
- ¼ di tazza di succo di limone fresco
- Pepe
- Sale

Indicazioni:
1. In una piccola ciotola, mescolate insieme il succo di limone, il rosmarino, il pepe e il sale.
2. Mettere le costolette d'agnello sulla teglia della friggitrice ad aria e friggere a 400 F per 3 minuti. Girare le costolette d'agnello sull'altro lato e cuocere per altri 3 minuti. Servire e gustare.

Nutrizione:
- Calorie 267; Grasso 21,7 g
- Carboidrati 1,4 g; Proteina 16,9 g

32. Costolette di maiale succose

Tempo di preparazione: 10 minuti
Tempo di cottura: 16 minuti
Porzioni: 4
Ingredienti:
- 4 braciole di maiale, disossate
- 2 cucchiai di olio d'oliva
- ½ cucchiaino di semi di sedano
- ½ cucchiaino di prezzemolo
- ½ cucchiaino di cipolla granulare
- ½ cucchiaino di aglio granulare
- ¼ di cucchiaino di zucchero
- ½ cucchiaino di sale

Indicazioni:

1. In una piccola ciotola, mescolare olio, semi di sedano, prezzemolo, cipolla granulare, aglio granulare, zucchero e sale.
2. Strofinare la miscela di condimento su tutte le braciole di maiale.
3. Mettere le braciole di maiale sulla teglia della friggitrice ad aria e cuocere a 350 F per 8 minuti
4. Girare le braciole di maiale sull'altro lato e cuocere per altri 8 minuti.
5. Servire e gustare.

Nutrizione:
- Calorie 279; Grasso 22,3 g; Carboidrati 0,6 g; Proteina 18,1 g

33. Costolette di maiale al barbecue
Tempo di preparazione: 10 minuti
Tempo di cottura: 7 minuti
Porzioni: 4
Ingredienti:
- 4 costolette di maiale
- Per il rub:
- ½ cucchiaino di pimento
- ½ cucchiaino di senape secca
- 1 cucchiaino di cumino macinato
- 1 cucchiaino di aglio in polvere
- ½ cucchiaino di peperoncino in polvere
- ½ cucchiaino di paprika
- 1 cucchiaio di zucchero di canna
- 1 cucchiaino di sale

Indicazioni:
1. In una piccola ciotola, mescolare tutti gli ingredienti per lo strofinamento e strofinare su tutte le braciole di maiale.
2. Disporre le braciole di maiale sul vassoio della friggitrice ad aria e friggere a 400 F per 5.
3. Girare le braciole di maiale sull'altro lato e friggere all'aria per altri 2 minuti.
4. Servire e gustare.

Nutrizione:
- Calorie 273

- Grasso 20,2 g
- Carboidrati 3,4 g
- Proteina 18,4 g

34. Involtini di verdure
Tempo di preparazione: 15 minuti
Tempo di cottura: 10 minuti
Porzioni: 8
Ingredienti:

- ½ tazza di funghi tritati
- ½ tazza di carote grattugiate
- ½ tazza di zucchine tritate
- cipolle verdi tritate
- cucchiai di salsa di soia a basso contenuto di sodio
- involtini di uova
- 1 cucchiaio di amido di mais
- 1 uovo, sbattuto

Indicazioni:

1. Mescolare i funghi, le carote, le zucchine, le cipolle verdi e la salsa di soia, e mescolare in una ciotola media.
2. Mettere gli involtini di uova su una superficie.
3. Mettere ciascuno con circa 3 cucchiai di miscela di verdure.
4. Unire l'amido di mais e l'uovo in una piccola ciotola.
5. Arrotolare gli involucri.
6. Mettere un po' della miscela di uova sulla parte esterna degli involtini per sigillarli.
7. Friggere all'aria per 8-10 minuti o fino a quando gli involtini sono marroni e croccanti.

Nutrizione:

- Calorie: 112;
- Grasso totale: 1g;
- Grasso saturo: 0g;
- Colesterolo: 23mg;

- Sodio: 417mg;
- Carboidrati: 21g;
- Fibra: 1g;
- Proteine: 4g

35. Hamburger di manzo
Tempo di preparazione: 15 minuti
Tempo di cottura: 18 minuti
Porzioni: 4
Ingredienti:
- Per gli hamburger:
- 1 libbra di manzo macinato
- ½ tazza di pangrattato panko
- ¼ di tazza di cipolla, tritata finemente
- 3 cucchiai di senape di Digione
- 3 cucchiaini di salsa di soia a basso contenuto di sodio
- 2 cucchiaini di rosmarino fresco, tritato finemente
- Sale, a piacere
- Per la guarnizione:
- 2 cucchiai di senape di Digione
- 1 cucchiaio di zucchero di canna
- 1 cucchiaino di salsa di soia
- 4 fette di formaggio Gruyere

Indicazioni:
1. In una grande ciotola, aggiungere tutti gli ingredienti e mescolare fino a quando non sono ben combinati.
2. Fare 4 polpette di uguali dimensioni con l'impasto.
3. Disporre le polpette su un vassoio di cottura.
4. Sistemare la leccarda sul fondo della camera di cottura del forno Air Fryer.
5. Selezionare "Air Dry" e regolare la temperatura a 370 gradi F.
6. Impostare il timer per 15 minuti e premere il tasto "Start".
7. Quando il display mostra "Add Food", inserire il cestello di cottura nella posizione centrale.
8. Quando il display mostra "Turn Food" girare gli hamburger.

1. Nel frattempo, per la salsa: In una piccola ciotola, aggiungere la senape, lo zucchero di canna e la salsa di soia e mescolare bene.
2. Quando il tempo di cottura è completo, rimuovere il vassoio della friggitrice ad aria e ricoprire gli hamburger con la salsa.
3. Ricoprire ogni hamburger con 1 fetta di formaggio.
4. Riportare il vassoio nella camera di cottura e selezionare "Broil".
5. Impostare il timer per 3 minuti e premere il tasto "Start".
6. Quando il tempo di cottura è completo, rimuovere il vassoio dal forno della friggitrice ad aria e servire caldo.

Nutrizione:
- Calorie 402
- Grasso 18 g
- Carboidrati 6,3 g
- Proteina 44,4 g

36. Arrosto di manzo stagionato
Tempo di preparazione: 10 minuti
Tempo di cottura: 45 minuti
Porzioni: 10
Ingredienti:
- 3 libbre di top roast di manzo
- 1 cucchiaio di olio d'oliva
- 2 cucchiai di condimento Montreal per bistecche

Indicazioni:
1. Rivestire l'arrosto con olio e poi strofinare generosamente con il condimento.
2. Con degli spaghi da cucina, legare l'arrosto per tenerlo compatto. Disporre l'arrosto sul vassoio di cottura.
3. Sistemare la leccarda sul fondo della camera di cottura del forno Air Fryer.
4. Selezionare "Air Dry" e regolare la temperatura a 360 gradi F. Impostare il timer per 45 minuti e premere "Start".
5. Quando il display mostra "Add Food", inserire il vassoio di cottura nella posizione centrale.
6. Quando il display mostra "Turn Food" non fare nulla.

7. Quando il tempo di cottura è completo, rimuovere la teglia della friggitrice ad aria e mettere l'arrosto su un piatto da portata per circa 10 minuti prima di affettarlo. Con un coltello affilato, tagliare l'arrosto in fette delle dimensioni desiderate e servire.

Nutrizione:
- Calorie 269
- Grasso 9,9 g
- Carboidrati 0 g
- Fibra 0 g

37. Bistecca con burro al formaggio
Ricetta intermedia
Tempo di preparazione: 10 minuti
Tempo di cottura: 8 minuti
Porzioni: 2
Ingredienti:
- 2 bistecche di costata
- 2 cucchiaini di aglio in polvere
- 2 1/2 cucchiai di burro al formaggio blu
- 1 cucchiaino di pepe
- 2 cucchiaini di sale kosher

Indicazioni:
1. Preriscaldare la friggitrice a 400 F.
2. Mescolare insieme aglio in polvere, pepe e sale e strofinare sulle bistecche.
3. Spruzzare il cestello della friggitrice con spray da cucina.
4. Mettere la bistecca nel cestello della friggitrice ad aria e cuocere per 4-5 minuti su ogni lato.
5. Coprire con il formaggio blu al burro.
6. Servire e gustare.

Nutrizione:
- Calorie 830; Grasso 60 g
- Carboidrati 3 g; Zucchero 0 g
- Proteine 70g; Colesterolo 123 mg

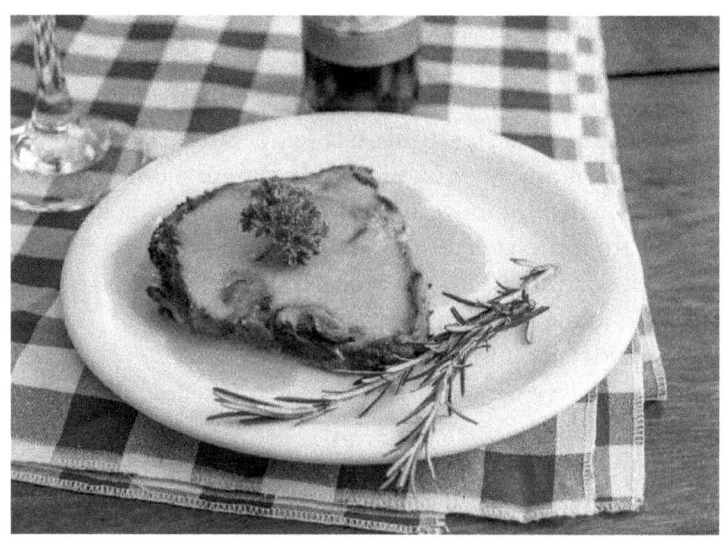

38. Spalla di maiale speziata
Tempo di preparazione: 15 minuti
Tempo di cottura: 55 minuti
Porzioni: 6
Ingredienti:
- 1 cucchiaino di cumino macinato
- 1 cucchiaino di pepe di Caienna
- 1 cucchiaino di aglio in polvere
- Sale e pepe nero macinato, come richiesto
- 2 libbre di spalla di maiale con la pelle

Indicazioni:
1. In una piccola ciotola, mescolate insieme le spezie, il sale e il pepe nero.
2. Disporre la spalla di maiale su un tagliere, con la pelle verso il basso.
3. Condire il lato interno della spalla di maiale con sale e pepe nero.
4. Con degli spaghi da cucina, legare la spalla di maiale a forma di lungo cilindro rotondo.
5. Condire il lato esterno della spalla di maiale con la miscela di spezie.
6. Inserire l'asta del girarrosto attraverso la spalla di maiale.

7. Inserire le forchette da rosticceria, una su ogni lato dell'asta per fissare la spalla di maiale.
8. Sistemare la leccarda sul fondo della camera di cottura del forno Air Fryer.
1. Selezionare "Roast" e regolare la temperatura a 350 gradi F.
2. Impostare il timer per 55 minuti e premere il tasto "Start".
3. Quando il display mostra "Add Food" premere la leva rossa verso il basso e caricare il lato sinistro dell'asta nel forno della friggitrice ad aria.
4. Ora, fai scorrere il lato sinistro dell'asta nella scanalatura lungo la barra di metallo in modo che non si muova.
5. Poi, chiudete la porta e toccate "Rotate".
6. Premere la leva rossa per rilasciare l'asta quando il tempo di cottura è finito.
7. Togliere la carne di maiale dal forno della friggitrice ad aria e metterla su un piatto da portata per circa 10 minuti prima di affettarla.
8. Con un coltello affilato, tagliare la spalla di maiale in fette della dimensione desiderata e servire.

Nutrizione:
- Calorie 445; Grasso 32,5 g
- Carboidrati 0,7 g; Proteine 35,4 g

39. Costolette di agnello all'aglio e limone

Tempo di preparazione: 10 minuti
Tempo di cottura: 6 minuti
Porzioni: 6
Ingredienti:
1. 6 costolette di agnello
2. 2 cucchiai di succo di limone fresco
3. 1 ½ cucchiaio di scorza di limone
4. 1 cucchiaio di rosmarino secco
5. 1 cucchiaio di olio d'oliva
6. 1 cucchiaio di aglio tritato
7. Pepe
8. Sale

Indicazioni:
1. Aggiungere le costolette d'agnello in una terrina. Aggiungere i restanti ingredienti sopra le costolette d'agnello e ricoprirle bene.

2. Disporre le costolette d'agnello sulla teglia della friggitrice ad aria e friggere a 400 F per 3 minuti. Girare le costolette d'agnello su un altro lato e friggere all'aria per altri 3 minuti.
3. Servire e gustare.

Nutrizione:
- Calorie 69; Grasso 6 g
- Carboidrati 1,2 g; proteine 3 g

40. Mix di gamberi allo zafferano
Ricetta intermedia
Tempo di preparazione: 10 minuti
Tempo di cottura: 8 minuti
Porzioni: 2
Ingredienti:
- 20 gamberi, sgusciati e decorticati
- 2 cucchiai di burro fuso
- Sale e pepe nero a piacere
- ¼ di tazza di prezzemolo, tritato
- ½ cucchiaino di zafferano in polvere
- Succo di 1 limone
- 4 spicchi d'aglio, tritati

Indicazioni:
1. In una padella adatta alla vostra friggitrice ad aria, mescolate i gamberi con tutti gli altri ingredienti; mescolate bene.
2. Mettere la padella nella friggitrice e cuocere a 380 gradi F per 8 minuti.
3. Dividere tra i piatti e servire caldo.

Nutrizione:
- Calorie 261
- Grasso 7
- Fibra 9
- Carboidrati 16; proteine 7

41. Polpette croccanti

Tempo di preparazione: 10 minuti
Tempo di cottura: 12 minuti
Porzioni: 8
Ingredienti:
- 1 libbra di carne di maiale macinata
- 1 libbra di manzo macinato
- 1 cucchiaio di salsa Worcestershire
- ½ tazza di formaggio feta, sbriciolato
- ½ tazza di pangrattato
- 2 uova, leggermente sbattute
- ¼ di tazza di prezzemolo fresco, tritato
- 1 cucchiaio di aglio tritato
- 1 cipolla, tritata
- ¼ di cucchiaino di pepe
- 1 cucchiaino di sale

Indicazioni:
- Aggiungere tutti gli ingredienti nella ciotola di miscelazione e mescolare fino a quando sono ben combinati.
- Spruzzare la teglia della friggitrice ad aria con spray da cucina.
- Fare delle palline dall'impasto di carne e disporle su una padella e friggerle all'aria a 400 F per 10-12 minuti
- Servire e gustare.

Nutrizione:
- Calorie 263; Grasso 9 g
- Carboidrati 7,5 g; Proteina 35,9 g

42. Polpette di manzo semplici

Tempo di preparazione: 10 minuti
Tempo di cottura: 13 minuti
Porzioni: 4
Ingredienti:
- 1 libbra di manzo macinato
- ½ cucchiaino di aglio in polvere

- ¼ di cucchiaino di cipolla in polvere
- Pepe
- Sale

Indicazioni:
1. Preriscaldare il forno della friggitrice a 400 F.
2. Aggiungere la carne macinata, l'aglio in polvere, la cipolla in polvere, il pepe e il sale nella ciotola di miscelazione e mescolare fino a quando è ben combinato.
3. Fare delle polpette di forma uniforme dalla miscela di carne e disporle sulla padella della friggitrice.
4. Mettere la padella nella friggitrice ad aria.
5. Cuocere le polpette per 10 minuti Girare le polpette dopo 5 minuti
6. Servire e gustare.

Nutrizione:
- Calorie 212; Grasso 7,1 g
- Carboidrati 0,4 g; Proteine 34,5 g

43. Bistecca saporita

Tempo di preparazione: 10 minuti
Tempo di cottura: 18 minuti
Porzioni: 2
Ingredienti:
1. 2 bistecche, sciacquate e asciugate
2. ½ cucchiaino di aglio in polvere
3. 1 cucchiaio di olio d'oliva
4. Pepe; Sale

Indicazioni:
- Strofinare le bistecche con olio d'oliva e condire con aglio in polvere, pepe e sale.
- Preriscaldare il forno della friggitrice a 400 F.
- Mettere le bistecche sulla teglia della friggitrice ad aria e friggere per 10-18 minuti girando a metà.
- Servire e gustare.

Nutrizione:
- Calorie 361; Grasso 10,9 g
- Carboidrati 0,5 g; Proteina 61,6 g

44. Manzo stagionato e salato
Ricetta intermedia
Tempo di preparazione: 15 minuti
Tempo di cottura: 3 ore
Porzioni: 4
Ingredienti:
- 1½ libbra di manzo rotondo, tagliato
- ½ tazza di salsa Worcestershire
- ½ tazza di salsa di soia a basso contenuto di sodio
- 2 cucchiaini di miele
- 1 cucchiaino di fumo liquido
- 2 cucchiaini di cipolla in polvere
- ½ cucchiaino di fiocchi di pepe rosso
- Pepe nero macinato, come richiesto

Indicazioni:
1. In un sacchetto con cerniera, mettere il manzo e congelare per 1-2 ore per rassodare.
2. Mettere la carne su un tagliere e tagliarla controcorrente in strisce da 1/8 di pollice.
3. In una grande ciotola, aggiungere i restanti ingredienti e mescolare fino a quando non sono ben combinati.
4. Aggiungere le fette di bistecca e ricoprirle generosamente con il composto.
5. Mettere in frigo a marinare per circa 4-6 ore.
6. Togliere le fette di manzo dalla ciotola e con carta assorbente asciugarle.
7. Dividere le strisce di bistecca sulle teglie di cottura e disporle in uno strato uniforme.
8. Selezionare "Disidratare" e regolare la temperatura a 160 gradi F.
9. Impostare il timer per 3 ore e premere il tasto "Start".
10. Il display mostra "Add Food" inserire 1 vassoio nella posizione superiore e un altro nella posizione centrale.
11. Dopo 1 ora e mezza, cambiare la posizione delle teglie di cottura.

12. Nel frattempo, in una piccola padella, aggiungere i restanti ingredienti a fuoco medio e cuocere per circa 10 minuti, mescolando di tanto in tanto.
13. Quando il tempo di cottura è completo, rimuovere i vassoi dal forno della friggitrice ad aria.

Nutrizione:
- Calorie 372
- Grasso 10,7 g
- Carboidrati 12 g
- Proteina 53,8 g

45. Verdure su pane tostato

Tempo di preparazione: 12 minuti
Tempo di cottura: 11 minuti
Porzioni: 4
Ingredienti:

- 1 peperone rosso, tagliato a strisce da ½ pollice
- 1 tazza di funghi a bottone o criminali affettati
- 1 piccola zucca gialla, affettata
- cipolle verdi, tagliate in pezzi da ½ pollice
- Olio d'oliva extra leggero
- a 6 pezzi di pane francese affettato
- cucchiai di burro ammorbidito
- ½ tazza di formaggio di capra mórbido

Indicazioni:

1. Mescolare il peperone rosso, i funghi, la zucca e le cipolle verdi nella friggitrice ad aria e irrorare con olio.
2. Cuocere per 15 minuti fino a quando le verdure sono tenere, scuotendo il cestello una volta durante la cottura.
3. Togliere le verdure dal cestello e metterle da parte.
4. Mettete il pane con il burro e mettetelo nella friggitrice ad aria.
5. Riscaldare da 2 a 4 minuti o fino a doratura.

6   Mettere il formaggio di capra sul pane tostato e coprirlo con le verdure; servire caldo.

Nutrizione:

- Calorie: 162
- Grasso totale: 11g;
- Grasso saturo: 7g;
- Colesterolo: 30mg;
- Sodio: 160mg;
- Carboidrati: 9g;
- Fibra: 2g;
- Proteine: 7g

46. Bocconcini di bistecca succulenti

Tempo di preparazione: 10 minuti
Tempo di cottura: 9 minuti
Porzioni: 4
Ingredienti:

- 1 libbra di bistecca di controfiletto, tagliata in pezzi da mordere
- 1 cucchiaio di condimento per bistecche
- 1 cucchiaio di olio d'oliva
- Pepe
- Sale

Indicazioni:
1. Preriscaldare il forno della friggitrice a 390 F.
2. Aggiungere i pezzi di bistecca nella grande ciotola. Aggiungere il condimento per bistecche, l'olio, il pepe e il sale sui pezzi di bistecca e mescolare fino a quando non sono ben rivestiti.
3. Trasferire i pezzi di bistecca sulla padella della friggitrice ad aria e friggere per 5 minuti.
4. Girare i pezzi di bistecca sull'altro lato e cuocere per altri 4 minuti.
5. Servire e gustare.

Nutrizione:
- Calorie 241; Grasso 10,6 g
- Carboidrati 0 g ; Proteina 34,4 g

47. Costolette di maiale al barbecue

Tempo di preparazione: 10 minuti
Tempo di cottura: 12 minuti
Porzioni: 6
Ingredienti:
- 1 fetta di costolette di maiale, tagliata a pezzi
- ½ tazza di salsa BBQ
- ½ cucchiaino di paprika
- Sale

Indicazioni:
1. Aggiungere le costole di maiale in una terrina. Aggiungere la salsa BBQ, la paprika e il sale sulle costole di maiale, ricoprire bene e mettere da parte per 30 minuti
2. Preriscaldare il forno della friggitrice ad aria a 350 F. Disporre le costole di maiale marinate sulla teglia della friggitrice ad aria e cuocere per 10-12 minuti. Girare a metà cottura.
3. Servire e gustare.

Nutrizione:
- Calorie 145; Grasso 7 g
- Carboidrati 10 g; Proteina 9 g

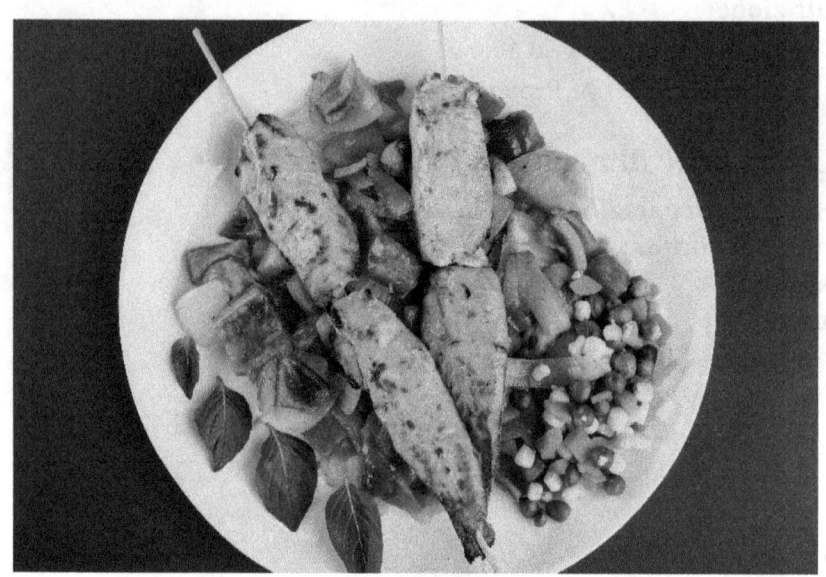

48. Filetto di maiale con senape al miele

Tempo di preparazione: 10 minuti
Tempo di cottura: 26 minuti
Porzioni: 4
Ingredienti:
- 1 libbra di filetto di maiale
- 1 cucchiaino di salsa sriracha
- 1 cucchiaio di aglio tritato
- 2 cucchiai di salsa di soia
- 1 ½ cucchiaio di miele
- ¾ di cucchiaio di senape di Digione
- 1 cucchiaio di senape

Indicazioni:
1. Aggiungere la salsa sriracha, l'aglio, la salsa di soia, il miele, la senape di Digione e la senape nel grande sacchetto con chiusura lampo e mescolare bene.
2. Aggiungere il filetto di maiale nel sacchetto. Sigillare il sacchetto e metterlo in frigorifero per una notte. Preriscaldare il forno della

friggitrice ad aria a 380 F. Spruzzare il vassoio della friggitrice ad aria con lo spray da cucina, poi mettere il filetto di maiale marinato su un vassoio e asciugare all'aria per 26 minuti Girare il filetto di maiale dopo ogni 5 minuti. Affettare e servire.

Nutrizione:
- Calorie 195
- Grasso 4,1 g
- Carboidrati 8 g
- Proteina 30,5 g

49. Risotto al pomodoro e mais
Tempo di preparazione: 10 minuti
Tempo di cottura: 13 minuti
Porzioni: 4
Ingredienti:
- 1 1/2 tazze di riso arborio
- 1 tazza di pomodori ciliegia, dimezzati
- 1/4 di tazza di basilico, tritato
- 1/4 di tazza di parmigiano, grattugiato
- 1/4 di tazza di metà e metà
- 32 once di brodo vegetale
- 1 tazza di mais dolce
- 3 spicchi d'aglio, tritati
- 1/2 tazza di cipolla, tritata
- 2 cucchiai di olio d'oliva
- 4 cucchiai di burro
- 1 cucchiaino di sale

Indicazioni:
1. Aggiungere il burro nella pentola istantanea e impostare la pentola sulla modalità sauté.
2. Aggiungere l'aglio e la cipolla e soffriggere per 5 minuti.
3. Aggiungere il riso e cuocere per 2-3 minuti.
4. Aggiungere il brodo, il mais, il pepe e il sale e mescolare bene.

5. Sigillare la pentola con il coperchio e cuocere ad alta pressione per 6 minuti.
6. Una volta fatto, rilasciare la pressione usando il metodo di rilascio rapido e poi aprire il coperchio.
7. Mescolare i pomodorini, il basilico, il parmigiano e un mezzo e mezzo.
8. Servire e gustare.

Nutrizione:
- Calorie 548
- Grasso 24 g
- Carboidrati 69,6 g
- Zucchero 3,8 g
- Proteina 14,1 g
- Colesterolo 41 mg

50. Filetto di maiale stagionato
Tempo di preparazione: 10 minuti
Tempo di cottura: 45 minuti
Porzioni: 5
Ingredienti:
- 1½ libbra di filetto di maiale
- 2-3 cucchiai di condimento per maiale al barbecue

Indicazioni:
1. Strofinare generosamente la carne di maiale con il condimento. Inserire l'asta del girarrosto attraverso il filetto di maiale.
2. Inserire le forchette da rosticceria, una su ogni lato dell'asta per fissare il filetto di maiale.
3. Sistemare la leccarda sul fondo della camera di cottura del forno Air Fryer.
4. Selezionare "Roast" e regolare la temperatura a 360 gradi F.
5. Impostare il timer per 45 minuti e premere il tasto "Start".
6. Quando il display mostra "Add Food" premere la leva rossa verso il basso e caricare il lato sinistro dell'asta nel forno della friggitrice ad aria.

7. Ora, fai scorrere il lato sinistro dell'asta nella scanalatura lungo la barra di metallo in modo che non si muova.
8. Poi, chiudete la porta e toccate "Rotate".
9. Premere la leva rossa per rilasciare l'asta quando il tempo di cottura è finito.
10. Togliere la carne di maiale dal forno della friggitrice ad aria e metterla su un piatto da portata per circa 10 minuti prima di affettarla.
11. Con un coltello affilato, tagliare l'arrosto in fette della dimensione desiderata e servire.

Nutrizione:
- Calorie 195
- Grasso 4,8 g
- Carboidrati 0 g
- Proteina 35,6 g

51. Peperone arrostito

Tempo di preparazione: 5 minuti
Tempo di cottura: 20 minuti
Porzioni: 4
Ingredienti:
- 1 cucchiaino di olio d'oliva
- ½ cucchiaino di timo
- 4 spicchi d'aglio, tritati
- 4 peperoni, tagliati in quarti

Indicazioni:
1. Iniziate mettendo i vostri peperoni nel cestello della friggitrice ad aria e irrorandoli con olio d'oliva. Assicurati che siano ben rivestiti e poi arrostiscili per quindici minuti.
2. Cospargere con timo e aglio, arrostendo per altri tre o cinque minuti. Dovrebbero essere teneri e servirli caldi.

Nutrizione:
- Calorie: 36
- Proteine: 1 grammo

- Grasso: 1 Grammo
- Carboidrati: 5 grammi

52. Arrosto di manzo facile

Tempo di preparazione: 10 minuti
Tempo di cottura: 45 minuti
Porzioni: 6
Ingredienti:
- 2 libbre e mezzo di arrosto di manzo
- 2 cucchiai di condimento italiano

Indicazioni:
1. Disporre l'arrosto sul girarrosto.
2. Strofinare l'arrosto con il condimento italiano, poi inserirlo nel forno della friggitrice ad aria.
3. Friggere all'aria a 350 F per 45 minuti o fino a quando la temperatura interna dell'arrosto raggiunge i 145 F.
4. Tagliare a fette e servire.

Nutrizione:
- Calorie 365
- Grasso 13,2 g
- Carboidrati 0,5 g
- Proteina 57,4 g

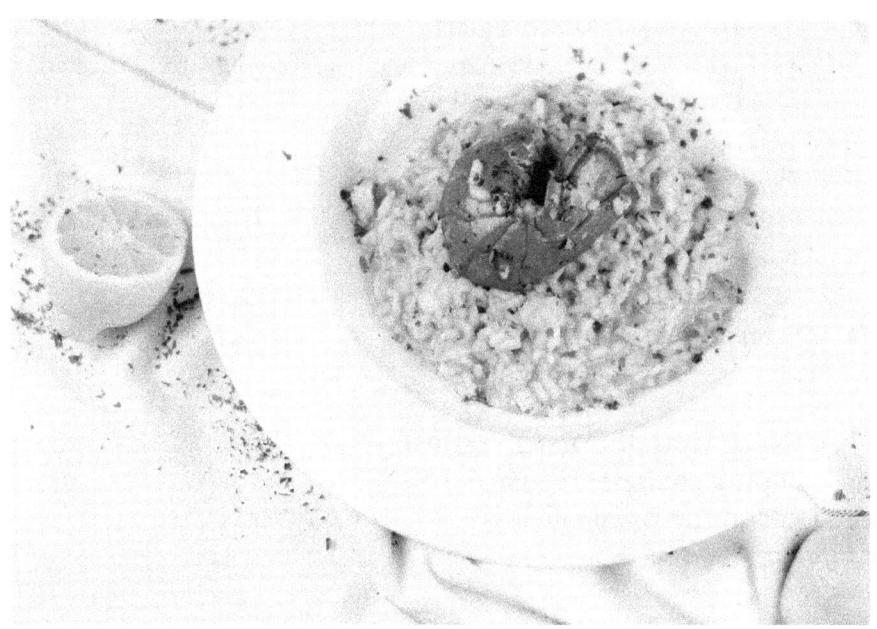

53. Jerky di manzo classico

Tempo di preparazione: 10 minuti
Tempo di cottura: 4 ore
Porzioni: 4
Ingredienti:
- 2 libbre. London broil, tagliato sottile
- 1 cucchiaino di cipolla in polvere
- 3 cucchiai di zucchero di canna
- 3 cucchiai di salsa di soia
- 1 cucchiaio di olio d'oliva
- 3/4 di cucchiaino di aglio in polvere

Indicazioni:
1. Aggiungere tutti gli ingredienti tranne la carne nel grande sacchetto con chiusura lampo.
2. Mescolare fino a quando non è ben combinato. Aggiungere la carne nel sacchetto.
3. Sigillare il sacchetto e massaggiare delicatamente per coprire la carne con la marinata.

4. Lasciare marinare la carne per 1 ora.
5. Disporre le fette di carne marinata sul vassoio della friggitrice ad aria e disidratare a 160 F per 4 ore.

Nutrizione:
- Calorie 133
- Grasso 4,7 g
- Carboidrati 9,4 g
- Proteina 13,4 g

54. Filetto di maiale in stile country
Tempo di preparazione: 15 minuti
Tempo di cottura: 25 minuti
Porzioni: 3
Ingredienti:
- 1 libbra di filetto di maiale
- 1 cucchiaio di aglio tritato
- 2 cucchiai di salsa di soia
- 2 cucchiai di miele
- 1 cucchiaio di senape di Digione
- 1 cucchiaio di senape di grano
- 1 cucchiaino di salsa Sriracha

Indicazioni:
1. In una grande ciotola, aggiungere tutti gli ingredienti tranne la carne di maiale e mescolare bene.
2. Aggiungere il filetto di maiale e ricoprirlo generosamente con la miscela.
3. Mettere in frigo a marinare per 2-3 ore.
4. Togliere il filetto di maiale dalla ciotola, riservando la marinata.
5. Mettere il filetto di maiale sul vassoio di cottura leggermente unto.
6. Sistemare la leccarda sul fondo della camera di cottura del forno Air Fryer.
7. Selezionare "Air Dry" e regolare la temperatura a 380 gradi F.
8. Impostare il timer per 25 minuti e premere il tasto "Start".

9. Quando il display mostra "Add Food", inserire il vassoio di cottura nella posizione centrale.
10. Quando il display mostra "Turn Food" girare la carne di maiale e l'avena con la marinata riservata.
11. Quando il tempo di cottura è completo, rimuovere il vassoio dal forno della friggitrice e mettere il filetto di maiale su un piatto da portata per circa 10 minuti prima di affettarlo.
12. Con un coltello affilato, tagliare il filetto di maiale in fette della dimensione desiderata e servire.

Nutrizione:
- Calorie 277
- Grasso 5,7 g
- Carboidrati 14,2 g
- Proteina 40,7 g

55. Filetto di maiale glassato
Tempo di preparazione: 15 minuti
Tempo di cottura: 20 minuti
Porzioni: 3
Ingredienti:
- 1 libbra di filetto di maiale
- 2 cucchiai di Sriracha
- 2 cucchiai di miele
- Sale, come richiesto

Indicazioni:
1. Inserire l'asta del girarrosto attraverso il filetto di maiale.
2. Inserire le forchette da rosticceria, una su ogni lato dell'asta per fissare il filetto di maiale.
3. In una piccola ciotola, aggiungere la Sriracha, il miele e il sale e mescolare bene.
4. Spennellare il filetto di maiale con la miscela di miele in modo uniforme.
5. Sistemare la leccarda sul fondo della camera di cottura del forno Air Fryer.
6. Selezionare "Air Dry" e regolare la temperatura a 350 gradi F.

7. Impostare il timer per 20 minuti e premere il tasto "Start".
8. Quando il display mostra "Add Food" premere la leva rossa verso il basso e caricare il lato sinistro dell'asta nel forno della friggitrice ad aria.
9. Ora, fai scorrere il lato sinistro dell'asta nella scanalatura lungo la barra di metallo in modo che non si muova.
10. Poi, chiudete la porta e toccate "Rotate".
11. Premere la leva rossa per rilasciare l'asta quando il tempo di cottura è finito.
12. Togliere la carne di maiale dal forno della friggitrice ad aria e metterla su un piatto da portata per circa 10 minuti prima di affettarla.
13. Con un coltello affilato, tagliare l'arrosto in fette della dimensione desiderata e servire.

Nutrizione:
- Calorie 269
- Grasso 5,3 g
- Carboidrati 13,5 g
- Proteina 39,7 g

56. Polpette dolci e piccanti
Tempo di preparazione: 20 minuti
Tempo di cottura: 30 minuti
Porzioni: 8
Ingredienti:
Per le polpette:
- 2 libbre di manzo magro macinato
- 2/3 di tazza di avena a cottura rapida
- ½ tazza di cracker Ritz, schiacciati
- 1 lattina da 5 once di latte evaporato
- 2 uova grandi, sbattute leggermente
- 1 cucchiaino di miele
- 1 cucchiaio di cipolla secca, tritata
- 1 cucchiaino di aglio in polvere
- 1 cucchiaino di cumino macinato
- Sale e pepe nero macinato, come richiesto

- Per la salsa:
- 1/3 di tazza di marmellata di arance
- 1/3 di tazza di miele
- 1/3 di tazza di zucchero di canna
- 2 cucchiai di amido di mais
- 2 cucchiai di salsa di soia
- 1-2 cucchiai di salsa piccante
- 1 cucchiaio di salsa Worcestershire

Indicazioni:
1. Per le polpette: in una grande ciotola, aggiungere tutti gli ingredienti e mescolare fino a quando sono ben combinati.
2. Fare delle palline da 1,5 pollici con l'impasto.
3. Disporre la metà delle polpette su un vassoio di cottura in un unico strato.
4. Sistemare la leccarda sul fondo della camera di cottura del forno Air Fryer.
5. Selezionare "Air Dry" e regolare la temperatura a 380 gradi F.
6. Impostare il timer per 15 minuti e premere il tasto "Start".
7. Quando il display mostra "Add Food", inserire il vassoio di cottura nella posizione centrale.
8. Quando il display mostra "Turn Food" girare le polpette.
9. Quando il tempo di cottura è completo, rimuovere il vassoio dal forno della friggitrice ad aria.
10. Ripetere con le polpette rimanenti.
11. Nel frattempo, per la salsa: In una piccola padella, aggiungere tutti gli ingredienti a fuoco medio e cuocere fino a quando si addensa, mescolando continuamente.
12. Servire le polpette con la guarnizione di salsa.

Nutrizione:
- Calorie 411
- Grasso 11,1 g
- Carboidrati 38,8 g
- Proteina 38,9 g

57. Bistecca Rib-Eye con burro alle erbe
Tempo di preparazione: 10 minuti

Tempo di cottura: 14 minuti
Porzioni: 4
Ingredienti:
- 2 libbre di costata di manzo, con osso
- 1 cucchiaino di rosmarino fresco, tritato
- 1 cucchiaino di timo fresco, tritato
- 1 cucchiaino di erba cipollina fresca, tritata
- 2 cucchiai di prezzemolo fresco, tritato
- 1 cucchiaino di aglio tritato
- ¼ di tazza di burro ammorbidito
- Pepe
- Sale

Indicazioni:
1. In una piccola ciotola, combinare insieme il burro e le erbe.
2. Strofinare il burro alle erbe sulla bistecca e metterla in frigorifero per 30 minuti
3. Mettere la bistecca marinata sulla teglia della friggitrice ad aria e cuocere a 400 F per 12-14 minuti
4. Servire e gustare.

Nutrizione:
- Calorie 416; Grasso 36,7 g
- Carboidrati 0,7 g ; Proteina 20,3 g

58. Semplice arrosto di controfiletto di manzo
Tempo di preparazione: 10 minuti
Tempo di cottura: 50 minuti
Porzioni: 8
Ingredienti:
- 2½ libbre di arrosto di lombata
- Sale e pepe nero macinato, come richiesto

Indicazioni:
1. Strofinare generosamente l'arrosto con sale e pepe nero.
2. Inserire l'asta del girarrosto attraverso l'arrosto.
3. Inserire le forchette da rosticceria, una su ogni lato dell'asta per fissare l'asta al pollo.

4. Sistemare la leccarda sul fondo della camera di cottura del forno Air Fryer.
5. Selezionare "Roast" e regolare la temperatura a 350 gradi F.
6. Impostare il timer per 50 minuti e premere il tasto "Start".
7. Quando il display mostra "Add Food" premere la leva rossa verso il basso e caricare il lato sinistro dell'asta nel forno della friggitrice ad aria.
8. Ora, fai scorrere il lato sinistro dell'asta nella scanalatura lungo la barra di metallo in modo che non si muova. Poi, chiudere lo sportello e toccare "Rotate". Premi la leva rossa per rilasciare l'asta quando il tempo di cottura è finito.
9. Togliere dal forno della friggitrice ad aria e mettere l'arrosto su un piatto da portata per circa 10 minuti prima di affettarlo. Con un coltello affilato, tagliare l'arrosto in fette delle dimensioni desiderate e servire.

Nutrizione:
- Calorie 201
- Grasso 8,8 g
- Carboidrati 0 g
- Proteina 28,9 g

59. Filetto di maiale all'aglio
Tempo di preparazione: 15 minuti
Tempo di cottura: 20 minuti
Porzioni: 5
Ingredienti:
- 1½ libbra di filetto di maiale
- Spray da cucina antiaderente
- 2 piccole teste d'aglio arrostite
- Sale e pepe nero macinato, come richiesto

Indicazioni:
1. Spruzzare leggermente tutti i lati della carne di maiale con spray da cucina e poi, condire con sale e pepe nero.
2. Ora, strofinare la carne di maiale con l'aglio arrostito. Disporre l'arrosto sul vassoio di cottura leggermente unto.

3. Sistemare la leccarda sul fondo della camera di cottura del forno Air Fryer.
4. Selezionare "Air Dry" e regolare la temperatura a 400 gradi F. Impostare il timer per 20 minuti e premere "Start".
5. Quando il display mostra "Add Food", inserire il vassoio di cottura nella posizione centrale.
6. Quando il display mostra "Turn Food", girare la carne di maiale.
7. Quando il tempo di cottura è completo, rimuovi il vassoio dal forno della friggitrice e metti l'arrosto su un piatto da portata per circa 10 minuti prima di affettarlo. Con un coltello affilato, tagliare l'arrosto a fette della grandezza desiderata e servire.

Nutrizione:
- Calorie 202
- Grasso 4,8 g
- Carboidrati 1,7 g
- Proteina 35,9 g

60. Costolette di agnello greco

Tempo di preparazione: 10 minuti
Tempo di cottura: 10 minuti
Porzioni: 4
Ingredienti:
- 2 libbre di costolette d'agnello
- 2 cucchiaini di aglio tritato
- 1 ½ cucchiaino di origano secco
- ¼ di tazza di succo di limone fresco
- ¼ di tazza di olio d'oliva
- ½ cucchiaino di pepe
- 1 cucchiaino di sale

Indicazioni:
1. Aggiungere le costolette d'agnello in una terrina. Aggiungere i restanti ingredienti sulle costolette d'agnello e ricoprirle bene.
2. Disporre le costolette d'agnello sulla teglia della friggitrice ad aria e cuocere a 400 F per 5 minuti
3. Girare le costolette d'agnello e cuocere per altri 5 minuti.

4. Servire e gustare.

Nutrizione:
- Calorie 538
- Grasso 29,4 g
- Carboidrati 1,3 g
- Proteina 64 g

Cena

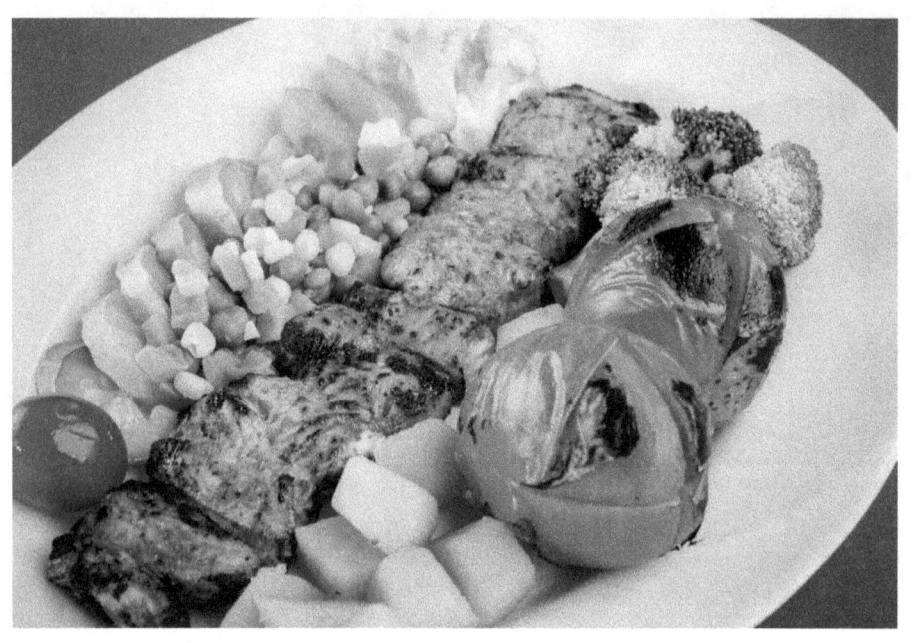

61. Hamburger di tonno
Tempo di preparazione: 5 minuti
Tempo di cottura: 6 minuti
Porzioni: 4

Ingredienti:
- 7 once di tonno in scatola
- 1 uovo grande
- ¼ di tazza di pangrattato
- 1 cucchiaio di senape
- ¼ di cucchiaino di aglio in polvere
- ¼ di cucchiaino di cipolla in polvere
- ¼ di cucchiaino di pepe di Caienna
- Sale e pepe nero macinato, come richiesto

Indicazioni:
1. Aggiungere tutti gli ingredienti in una ciotola e mescolare fino a quando sono ben combinati. Ricavare dall'impasto 4 polpette di uguali dimensioni.
2. Disporre le polpette su una griglia di raffreddamento unta. Sistemare la leccarda sul fondo della camera di cottura del forno Air Fryer. Selezionare "Air Dry" e regolare la temperatura a 400 °F. Impostare il tempo per 6 minuti e premere "Start".
3. Quando il display mostra "Add Food", inserire il cestello di cottura nella posizione centrale.
4. Quando il display mostra "Turn Food" girare gli hamburger.
5. Quando il tempo di cottura è completo, rimuovere il vassoio dal forno della friggitrice ad aria. Servire caldo.

Nutrizione:
- Calorie 151
- Carboidrati 6.3g
- Grasso 6.4g
- Proteina 16.4g

62. Petti di pollo al limone
Tempo di preparazione: 10 minuti
Tempo di cottura: 30 minuti
Porzioni: 4

Ingredienti:
1. 1/4 di tazza di olio d'oliva
2. 3 cucchiai di aglio tritato
3. 1/3 di tazza di vino bianco secco
4. 1 cucchiaio di scorza di limone, grattugiata
5. 2 cucchiai di succo di limone
6. 1 1/2 cucchiaini di origano secco, schiacciato
7. 1 cucchiaino di foglie di timo, tritate
8. Sale e pepe nero
1. 4 petti di pollo senza pelle e disossati
2. 1 limone, tagliato a fette

Indicazioni:
- Frullare tutto in una teglia per rivestire bene i petti di pollo.
- Mettere le fette di limone sopra i petti di pollo.
- Spalmare la miscela di senape sulle fette di pane tostate.
- Premere il "Pulsante di accensione" del forno Air Fry e girare il quadrante per selezionare la modalità "Bake".
- Premere il pulsante Time e girare nuovamente la manopola per impostare il tempo di cottura a 30 minuti
- Ora premi il pulsante Temp e ruota il quadrante per impostare la temperatura a 370 gradi F.
- Una volta preriscaldato, mettete la teglia all'interno e chiudete il coperchio.
- Servire caldo.

Nutrizione:
- Calorie 388
- Grasso 8 g
- Carboidrati 8 g
- Proteine 13 g

63. Polpette di tacchino
Tempo di preparazione: 10 minuti
Tempo di cottura: 20 minuti
Porzioni: 6
Ingredienti:

a. lb. tacchino tritato
2. 1 peperone rosso, privato dei semi e tritato
3. 1 uovo grande, sbattuto
4. 4 cucchiai di prezzemolo tritato
5. 1 cucchiaio di coriandolo, tritato
6. Sale, a piacere
7. Pepe nero, a piacere

Indicazioni:
1. Mettere tutti gli ingredienti delle polpette in una ciotola e mescolare bene. Fai delle piccole polpette con questo composto e mettile nel cestello della friggitrice.
2. Premere il "Pulsante di accensione" del forno Air Fry e girare il quadrante per selezionare la modalità "Air Fry". Premere il pulsante "Time" e girare nuovamente il quadrante per impostare il tempo di cottura a 20 minuti
3. Ora premi il pulsante Temp e ruota il quadrante per impostare la temperatura a 375 gradi F. Una volta preriscaldato, metti il cestello della friggitrice all'interno e chiudi il coperchio. Servire caldo.

Nutrizione:
- Calorie 338; Grasso 9,7 g
- Carboidrati 32,5 g; Proteina 10,3 g

64. Eglefino croccante
Tempo di preparazione: 5 minuti
Tempo di cottura: 10 minuti
Porzioni: 3
Ingredienti:
- ½ tazza di farina
- ½ cucchiaino di paprika
- 1 uovo, sbattuto
- ¼ di tazza di maionese
- 4 once di patatine fritte sale e aceto, schiacciate finemente
- 1 libbra di filetto di eglefino tagliato in 6 pezzi

Direzione:
1. In un piatto poco profondo, mescolare insieme la farina e la paprika. In un secondo piatto poco profondo, aggiungere l'uovo e la maionese e battere bene. In un terzo piatto poco profondo, mettete le patatine schiacciate.
2. Rivestire i pezzi di pesce con la miscela di farina, poi immergerli nella miscela di uova e infine ricoprirli con le patatine. Disporre i pezzi di pesce su 2 vassoi di cottura.
3. Sistemare la leccarda sul fondo della camera di cottura del forno Air Fryer. Selezionare "Air Dry" e regolare la temperatura a 370 °F. Impostare il tempo per 10 minuti e premere "Start".
4. Il display mostra "Add Food" inserire 1 vassoio di cottura nella posizione superiore e un altro nella posizione inferiore.
5. Quando il display mostra "Turn Food" non girare il cibo ma cambiare la posizione dei vassoi di cottura. Quando il tempo di cottura è completo, rimuovere i vassoi dal forno della friggitrice ad aria. Servire caldo.

Nutrizione:
- Calorie 456
- Carboidrati 40.9g
- Grasso 22.7g
- Proteina 43.5g

65. Polpette di pollo al parmigiano
Tempo di preparazione: 10 minuti
Tempo di cottura: 12 minuti
Porzioni: 4
Ingredienti:
- 1 libbra di pollo macinato
- 1 uovo grande, sbattuto
- ½ tazza di parmigiano, grattugiato
- ½ tazza di cotenna di maiale, macinata
- 1 cucchiaino di aglio in polvere
- 1 cucchiaino di paprika
- 1 cucchiaino di sale kosher
- ½ cucchiaino di pepe

Crosta:
1. ½ tazza di cotenna di maiale, macinata

Indicazioni:
- Mettere tutti gli ingredienti delle polpette in una ciotola e mescolare bene. Fate delle piccole polpette con questo composto e arrotolatele nella cotenna di maiale.
- Mettere le polpette rivestite nel cestello della friggitrice ad aria. Premere il "Power Button" del forno Air Fry e ruotare il quadrante per selezionare la modalità "Bake".
- Premere il pulsante Time e girare nuovamente il quadrante per impostare il tempo di cottura a 12 minuti. Ora premi il pulsante Temp e ruota il quadrante per impostare la temperatura a 400 gradi F.
- Una volta preriscaldato, mettete il cestello della friggitrice all'interno e chiudete il coperchio.
- Servire caldo.

Nutrizione:
- Calorie 529; Grasso 17 g
- Carboidrati 55 g; Proteina 41g

66. Gamberi e mais
Tempo di preparazione: 10 minuti
Tempo di cottura: 10 minuti
Porzioni: 2
Ingredienti:
- 1½ libbra di gamberi, sgusciati e decorticati
- 2 tazze di mais
- Un filo d'olio d'oliva
- ¼ di tazza di brodo di pollo
- 1 cucchiaio di condimento alloro vecchio
- Sale e pepe nero a piacere
- 1 cucchiaino di fiocchi di pepe rosso, schiacciati
- 2 cipolle dolci, tagliate a spicchi
- 8 spicchi d'aglio, schiacciati

Indicazioni:
1. Ungete con l'olio una padella adatta alla vostra friggitrice ad aria.
2. Aggiungere tutti gli altri ingredienti alla padella oliata e mescolare bene.
3. Mettere la padella nella friggitrice e cuocere a 390 gradi F per 10 minuti.
4. Dividere il tutto in ciotole e servire.

Nutrizione:
- Calorie 261; Grasso 7
- Fibra 6; Carboidrati 17; Proteina 11

67. Salmone al limone e peperoncino
Tempo di preparazione: 10 minuti
Tempo di cottura: 17 minuti
Porzioni: 2
Ingredienti:
- 2 libbre di filetto di salmone, senza pelle e senza ossa
- 2 succo di limone
- 1 succo d'arancia
- 1 cucchiaio di olio d'oliva
- 1 mazzo di aneto fresco
- 1 peperoncino, affettato
- Pepe, Sale

Indicazioni:
1. Preriscaldare la friggitrice ad aria a 325 F.
2. Mettere i filetti di salmone nella teglia della friggitrice ad aria e irrorare con olio d'oliva, succo di limone e succo d'arancia.
3. Cospargere le fette di peperoncino sul salmone e condire con pepe e sale.
4. Mettere la padella nella friggitrice ad aria e cuocere per 15-17 minuti.
5. Guarnire con aneto e servire.

Nutrizione:

- Calorie 339
- Grasso 17,5 g
- Carboidrati 2 g
- Zucchero 2 g
- Proteina 44 g
- Colesterolo 100 mg

68. Merluzzo impanato
Tempo di preparazione: 5 minuti
Tempo di cottura: 10 minuti
Porzioni: 4
Ingredienti:
- 1/3 di tazza di farina per tutti gli usi
- Pepe nero macinato, come richiesto
- 1 uovo grande
- 2 cucchiai di acqua
- 2/3 di tazza di cornflakes, schiacciati
- 1 cucchiaio di parmigiano grattugiato
- 1/8 di cucchiaino di pepe di Caienna
- 1 lb. Filetti di merluzzo -
- Sale, come richiesto

Indicazioni:
1. In un piatto poco profondo, aggiungere la farina e il pepe nero e mescolare bene. In un secondo piatto poco profondo, aggiungere l'uovo e l'acqua e sbattere bene. In un terzo piatto poco profondo, aggiungere i cornflakes, il formaggio e il pepe di Caienna e mescolare bene.
2. Salare uniformemente i filetti di merluzzo. Ricoprire i filetti con la miscela di farina, poi immergerli nella miscela di uova e infine ricoprirli con la miscela di cornflakes.
3. Disporre i filetti di merluzzo sulla griglia di raffreddamento unta. Sistemare la leccarda sul fondo della camera di cottura del forno Air Fryer. Selezionare "Air Dry" e regolare la temperatura a 400 °F. Impostare il tempo per 10 minuti e premere "Start".
4. Quando il display mostra "Add Food", inserire la griglia di cottura nella posizione inferiore. Quando il display mostra "Turn

Food" girare i filetti di merluzzo. Quando il tempo di cottura è completo, rimuovere il vassoio dal forno della friggitrice ad aria. Servire caldo.

Nutrizione:
- Calorie 168; Carboidrati 12.1g
- Grasso 2.7g; Proteina 23.7g

69. Merluzzo cinese
Tempo di preparazione: 15 minuti
Tempo di cottura: 15 minuti
Porzioni: 2
Ingredienti:
- 2 (7 once) filetti di merluzzo
- Sale e pepe nero macinato, come richiesto
- ¼ di cucchiaino di olio di sesamo
- 1 tazza di acqua
- 5 quadratini di zucchero di roccia
- 5 cucchiai di salsa di soia leggera
- 1 cucchiaino di salsa di soia scura
- 2 scalogni (parte verde), affettati
- ¼ di tazza di coriandolo fresco, tritato
- 3 cucchiai di olio d'oliva
- 5 fette di zenzero

Indicazioni:
1. Condire ogni filetto di merluzzo in modo uniforme con sale e pepe nero e irrorare con olio di sesamo. Mettere da parte a temperatura ambiente per circa 15-20 minuti. Immergere i filetti di pesce nell'uovo e poi ricoprirli con la miscela di pangrattato. Premere il pulsante "Power" del forno Air Fry e girare il quadrante per selezionare la modalità "Air Fry". Premere il pulsante "Time" e girare nuovamente il quadrante per impostare il tempo di cottura a 12 minuti. Ora premere il pulsante Temp e ruotare il quadrante per impostare la temperatura a 355 gradi F. Premere il pulsante "Start/Pause" per iniziare. Quando l'unità suona per mostrare che è preriscaldata, aprire il coperchio.

Disporre i filetti di merluzzo nel "Cestello Air Fry" unto e inserirlo nel forno.
2. Nel frattempo, in una piccola padella, aggiungere l'acqua e portarla a ebollizione. Aggiungere lo zucchero di canna ed entrambe le salse di soia e cuocere fino a quando lo zucchero è sciolto, mescolando continuamente. Togliere dal fuoco e mettere da parte. Togliere i filetti di merluzzo dal forno e trasferirli su piatti da portata. Ricoprire ogni filetto con lo scalogno e il coriandolo. In una piccola padella, scaldare l'olio d'oliva a fuoco medio e soffriggere le fette di zenzero per circa 2-3 minuti.
3. Togliere la padella dal fuoco e scartare le fette di zenzero. Con attenzione, versare l'olio caldo in modo uniforme sui filetti di merluzzo. Ricoprire con la miscela di salsa e servire.

Nutrizione:
- Calorie 380; Grasso totale 23,4 g
- Carboidrati totali 5 g; Proteina 38,3 g

70. Salmone glassato al miso
Tempo di preparazione: 5 minuti
Tempo di cottura: 10 minuti
Porzioni: 4
Ingredienti:
- 1/3 di tazza di sake
- ¼ di tazza di zucchero
- ¼ di tazza di miso rosso
- 1 cucchiaio di salsa di soia a basso contenuto di sodio
- 2 cucchiai di olio vegetale
- 4 (5 once) filetti di salmone senza pelle, (1 pollice di spessore)

Indicazioni:
1. Mettete il sake, lo zucchero, il miso, la salsa di soia e l'olio in una ciotola e sbattete fino a quando non sono ben combinati. Strofinare generosamente i filetti di salmone con la miscela. In un sacchetto di plastica con chiusura lampo, mettere i filetti di salmone con l'eventuale miscela di miso rimanente.

2. Sigillare il sacchetto e mettere in frigo a marinare per circa 30 minuti Ungere una teglia che si adatti al forno della friggitrice ad aria. Togliere i filetti di salmone dal sacchetto e scuotere la marinata in eccesso. Disporre i filetti di salmone nella teglia preparata.
3. Sistemare la leccarda sul fondo della camera di cottura del forno Air Fryer. Selezionare "Broil" e impostare il tempo per 5 minuti.
4. Quando il display mostra "Add Food" inserire la teglia nella posizione centrale.
5. Quando il display mostra "Turn Food" non girare il cibo. Quando il tempo di cottura è completo, rimuovere la teglia dal forno della friggitrice ad aria. Servire caldo.

Nutrizione:
- Calorie 335
- Carboidrati 18.3g
- Grasso 16.6g
- Proteina 29.8g

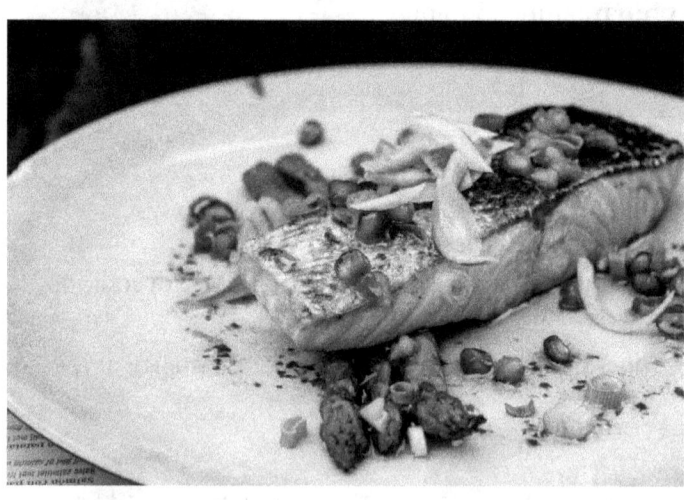

71. Bacchette di pollo in crosta
Tempo di preparazione: 10 minuti
Tempo di cottura: 10 minuti
Porzioni: 4
Ingredienti:

- 1 libbra di fuselli di pollo
- 1/2 tazza di latticello
- 1/2 tazza di pangrattato panko
- 1/2 tazza di farina
- 1/4 di cucchiaino di lievito in polvere

Miscela di spezie:
1. 1/2 cucchiaino di sale
2. 1/2 cucchiaino di sale di sedano
3. 1/4 di cucchiaino di origano
4. 1/4 di cucchiaino di Caienna
5. 1 cucchiaino di paprika
6. 1/4 di cucchiaino di aglio in polvere
7. 1/4 di cucchiaino di timo secco
8. 1/2 cucchiaino di zenzero macinato
9. 1/2 cucchiaino di pepe bianco
1. 1/2 cucchiaino di pepe nero
2. 3 cucchiai di burro fuso

Indicazioni:
- Immergere il pollo nel latticello e coprire per marinare durante la notte in frigorifero. Mescolare le spezie con la farina, il pangrattato e il lievito in polvere in un vassoio poco profondo.
- Togliere il pollo dal latte e ricoprirlo bene con la miscela di farina e spezie
- Mettere le cosce di pollo nel cestello della friggitrice ad aria del forno Ninja.
- Versare il burro fuso sulle bacchette
- Girare la manopola per selezionare la modalità "Air fry". Premi il pulsante Time e usa di nuovo la manopola per impostare il tempo di cottura a 10 minuti
- Ora premi il pulsante Temp e ruota il quadrante per impostare la temperatura a 425 gradi F.
- Una volta preriscaldato, mettere la teglia nel forno
- Girate le bacchette e riprendete la cottura per altri 10 minuti
- Servire caldo.

Nutrizione:
- Calorie 331

- Grasso 2,5 g
- Carboidrati 69 g
- Proteina 28.7g

72. Miscela di pollo e pepe
Tempo di preparazione: 5 minuti
Tempo di cottura: 20 minuti
Porzioni: 2
Ingredienti:
- 8 cosce di pollo, disossate
- Sale e pepe nero a piacere
- ½ tazza di aceto balsamico
- 1 cucchiaino di pepe nero in grani
- 4 spicchi d'aglio, tritati
- ½ tazza di salsa di soia

Indicazioni:
1. In una padella adatta alla vostra friggitrice ad aria, mescolate il pollo con tutti gli altri ingredienti e fatelo saltare.
2. Mettere la padella nella friggitrice e cuocere a 380 gradi F per 20 minuti.
3. Dividere il tutto tra i piatti e servire.

Nutrizione:
- Calorie 261
- Grasso 7
- Fibra 5
- Carboidrati 15
- Proteina 16

73. Polpette italiane facili
Tempo di preparazione: 10 minuti
Tempo di cottura: 13 minuti
Porzioni: 4
Ingredienti:
2. 2 libbre di tacchino magro macinato
3. ¼ di tazza di cipolla, tritata

4. 2 spicchi d'aglio, tritati
5. 2 cucchiai di prezzemolo tritato
6. 2 uova
7. 1½ tazza di parmigiano, grattugiato
8. ½ cucchiaino di fiocchi di pepe rosso
1. ½ cucchiaino di condimento italiano
2. Sale e pepe nero a piacere

Indicazioni:

- Mettere tutti gli ingredienti delle polpette in una ciotola e mescolare bene. Fai delle piccole polpette con questo composto e mettile nel cestello della friggitrice.
- Premere il "Pulsante di accensione" del forno Air Fry e girare il quadrante per selezionare la modalità "Air Fry". Premi il pulsante Time e gira ancora il quadrante per impostare il tempo di cottura a 13 minuti. Ora premi il pulsante Temp e ruota il quadrante per impostare la temperatura a 350 gradi F.
- Una volta preriscaldato, mettete il cestello della friggitrice all'interno e chiudete il coperchio.
- Girare le polpette a metà cottura.
- Servire caldo.

Nutrizione:

- Calorie 472
- Grasso 25,8
- Carboidrati 1,7 g
- Proteina 59,6 g

74. Ciotole di cozze

Tempo di preparazione: 5 minuti
Tempo di cottura: 12 minuti
Porzioni: 2
Ingredienti:

- 2 libbre di cozze, strofinate
- 12 once di birra nera

- 1 cucchiaio di olio d'oliva
- 1 cipolla gialla, tritata
- 8 once di salsiccia piccante, tritata
- 1 cucchiaio di paprika

Indicazioni:
1. Combina tutti gli ingredienti in una padella adatta alla tua friggitrice ad aria. Metti la padella nella friggitrice ad aria e cuoci a 400 gradi F per 12 minuti. Dividi le cozze in ciotole, servi e goditele!

Nutrizione:
- Calorie 201
- Grasso 6
- Fibra 7
- Carboidrati 17
- Proteina 7

75. Polpette di tacchino veloci
Tempo di preparazione: 10 minuti
Tempo di cottura: 15 minuti
Porzioni: 2
Ingredienti:
- 1 libbra di carne di tacchino, macinata
- 1 cipolla gialla, tritata
- ¼ di tazza di parmigiano, grattugiato
- ½ tazza di pangrattato panko
- 4 spicchi d'aglio, tritati
- ¼ di tazza di prezzemolo, tritato
- Sale e pepe nero a piacere
- 1 cucchiaino di origano secco
- 1 uovo, sbattuto
- ¼ di tazza di latte
- 2 cucchiaini di salsa di soia
- 1 cucchiaino di salsa di pesce
- Spray da cucina

Indicazioni:
1. In una ciotola, mescolare tutti gli ingredienti (tranne lo spray da cucina), mescolare bene, e poi formare delle polpette di medie dimensioni. Mettete le polpette nel cestello della friggitrice ad aria, ungetele con lo spray da cucina e cuocetele a 380 gradi per 15 minuti. Servire le polpette con un'insalata di contorno.

Nutrizione:
- Calorie 261
- Grasso 7
- Fibra 6
- Carboidrati 15
- Proteina 18

76. Petto di pollo all'origano
Tempo di preparazione: 10 minuti
Tempo di cottura: 25 minuti
Porzioni: 6
Ingredienti:
1. 2 libbre di petti di pollo, tritati
2. 1 cucchiaio di olio di avocado
3. 1 cucchiaino di paprika affumicata
4. 1 cucchiaino di aglio in polvere
5. 1 cucchiaino di origano
6. 1/2 cucchiaino di sale
7. Pepe nero, a piacere

Indicazioni:
- Mettere tutti gli ingredienti delle polpette in una ciotola e mescolare bene. Fai delle piccole polpette con questo composto e mettile nel cestello della friggitrice.
- Premere il "Pulsante di accensione" del forno Air Fry e girare il quadrante per selezionare la modalità "Air Fry". Premere il pulsante "Time" e girare nuovamente il quadrante per impostare il tempo di cottura a 25 minuti

- Ora premi il pulsante Temp e ruota il quadrante per impostare la temperatura a 375 gradi F.
- Una volta preriscaldato, mettete il cestello della friggitrice all'interno e chiudete il coperchio.
- Servire caldo.

Nutrizione:
- Calorie 352; Grasso 14 g
- Carboidrati: 15,8 g; Proteina 26 g

77. Pesce gatto piccante

Tempo di preparazione: 5 minuti
Tempo di cottura: 15 minuti
Porzioni: 4
Ingredienti:
- 2 cucchiai di polenta di mais
- 2 cucchiai di condimento cajun
- ½ cucchiaino di paprika
- ½ cucchiaino di aglio in polvere
- Sale, come richiesto
- 2 filetti di pesce gatto (6 once)
- 1 cucchiaio di olio d'oliva

Indicazioni:
1. In una ciotola, mescolate insieme la farina di mais, il condimento Cajun, la paprika, l'aglio in polvere e il sale. Aggiungere i filetti di pesce gatto e ricoprirli uniformemente con la miscela. Ora, ricoprite ogni filetto con l'olio.

2. Disporre i filetti di pesce su una griglia di cottura unta e spruzzare con spray da cucina. Sistemare la leccarda sul fondo della camera di cottura del forno Air Fryer. Selezionare "Air Dry" e regolare la temperatura a 400 °F. Impostare il timer per 14 minuti e premere "Start".

3. Quando il display mostra "Add Food", inserire il cestello di cottura nella posizione centrale. Quando il display mostra "Turn Food" girare i filetti.

4. Quando il tempo di cottura è completo, rimuovere la rastrelliera dal forno della friggitrice ad aria. Servire caldo.

Nutrizione:
- Calorie 32; Carboidrati 6.7g
- Grasso 20.3g; Proteina 27.3g

78. Pollo affumicato al forno
Tempo di preparazione: 10 minuti
Tempo di cottura: 18 minuti
Porzioni: 4
Ingredienti:
- 4 petti di pollo
- 2 cucchiaini di olio d'oliva
- Condimento:
- 1 1/2 cucchiaio di zucchero di canna
- 1 cucchiaino di paprika
- 1 cucchiaino di origano secco
- 1/4 di cucchiaino di aglio in polvere
- 1/2 cucchiaino di sale e pepe
- Guarnire:
- Prezzemolo tritato

Indicazioni:
1. Mescolare l'olio d'oliva con lo zucchero di canna, la paprika, l'origano, l'aglio in polvere, il sale e il pepe nero in una ciotola.
2. Mettere i petti di pollo nella teglia del forno Ninja.
3. Versare e strofinare questa miscela liberamente su tutti i petti di pollo.
4. Ruotare la manopola per selezionare la modalità "Bake".
5. Premi il pulsante Time e usa di nuovo la manopola per impostare il tempo di cottura a 18 minuti
6. Ora premi il pulsante Temp e ruota il quadrante per impostare la temperatura a 425 gradi F.
7. Una volta preriscaldato, mettere la teglia nel forno
8. Servire caldo.

Nutrizione:
- Calorie 412
- Grasso 24,8 g
- Carboidrati 43,8 g
- Proteina 18,9 g

79. Tilapia speziata

Tempo di preparazione: 5 minuti
Tempo di cottura: 12 minuti
Porzioni: 2
Ingredienti:
- ½ cucchiaio di condimento al limone e pepe
- ½ cucchiaino di aglio in polvere
- ½ cucchiaino di cipolla in polvere
- Sale e pepe nero macinato, come richiesto
- 2 filetti di tilapia (6 once)
- 1 cucchiaio di olio d'oliva

Indicazioni:
1. In una piccola ciotola, mescolare insieme le spezie, il sale e il pepe nero. Rivestire i filetti di tilapia con olio e poi strofinare con la miscela di spezie. Disporre i filetti di tilapia su una griglia di cottura leggermente unta, con la pelle rivolta verso il basso.
2. Sistemare la leccarda sul fondo della camera di cottura del forno Air Fryer. Selezionare "Air Dry" e regolare la temperatura a 360 °F. Impostare il tempo per 12 minuti e premere "Start".
3. Quando il display mostra "Add Food", inserire la griglia di cottura nella posizione inferiore. Quando il display mostra "Turn Food" girare i filetti.
4. Quando il tempo di cottura è completo, rimuovere il vassoio dal forno della friggitrice ad aria. Servire caldo.

Nutrizione:
- Calorie 206; Carboidrati 0.2g; Grasso 8.6g; Proteina 31.9g

80. Tacchino in salamoia

Ricetta intermedia
Tempo di preparazione: 10 minuti
Tempo di cottura: 45 minuti
Porzioni: 8
Ingredienti:
1. 7 libbre di petto di tacchino con osso e pelle
2. Salamoia:
3. 1/2 tazza di sale
4. 1 limone
5. 1/2 cipolla
6. 3 spicchi d'aglio, schiacciati
7. 5 rametti di timo fresco
8. 3 foglie di alloro
9. Pepe nero
10. Petto di tacchino:
11. 4 cucchiai di burro, ammorbidito
12. 1/2 cucchiaino di pepe nero
13. 1/2 cucchiaino di aglio in polvere
14. 1/4 di cucchiaino di timo secco
15. 1/4 di cucchiaino di origano secco

Indicazioni:
1. Mescolare gli ingredienti della salamoia per tacchini in una pentola e immergere il tacchino nella salamoia per una notte. Il giorno dopo, rimuovere il tacchino ammollato dalla salamoia.
2. Sbattere il burro, il pepe nero, l'aglio in polvere, l'origano e il timo. Spennellare il composto di burro sul tacchino, poi metterlo in una teglia.
3. Premere il "Pulsante di accensione" del forno Air Fry e girare il quadrante per selezionare la modalità "Air Roast". Premere il pulsante "Time" e girare nuovamente il quadrante per impostare il tempo di cottura a 45 minuti
4. Ora premi il pulsante Temp e ruota il quadrante per impostare la temperatura a 370 gradi F. Una volta preriscaldato, metti la teglia del tacchino nel forno e chiudi il suo coperchio.
5. Tagliare a fette e servire caldo.

Nutrizione:
- Calorie 397; Grasso 15,4 g; Carboidrati 58,5 g; Proteina 7,9 g

81. Salmone al burro
Tempo di preparazione: 5 minuti
Tempo di cottura: 10 minuti
Porzioni: 2
Ingredienti:
- 2 filetti di salmone (6 once)
- Sale e pepe nero macinato, come richiesto
- 1 cucchiaio di burro fuso

Indicazioni:
- Condire ogni filetto di salmone con sale e pepe nero e poi ricoprirlo con il burro. Disporre i filetti di salmone sul vassoio di cottura unto.
- Sistemare la leccarda sul fondo della camera di cottura del forno Air Fryer. Selezionare "Air Dry" e regolare la temperatura a 360 °F. Impostare il tempo per 10 minuti e premere "Start".
- Quando il display mostra "Add Food", inserire il vassoio di cottura nella posizione centrale. Quando il display mostra "Turn Food" girare i filetti di salmone.
- Quando il tempo di cottura è completo, rimuovere il vassoio dal forno della friggitrice ad aria. Servire caldo.

Nutrizione:
- Calorie 276; Carboidrati 0g; Grasso 16.3g; Proteina 33.1g

82. Gamberi in salsa di burro
Tempo di preparazione: 5 minuti
Tempo di cottura: 6 minuti
Porzioni: 2
Ingredienti:
- ½ libbra di gamberoni sgusciati e decorticati
- 1 grande spicchio d'aglio, tritato
- 1 cucchiaio di burro fuso
- 1 cucchiaino di scorza di limone fresco grattugiata

Indicazioni:
1. Aggiungere tutti gli ingredienti in una ciotola e mescolare per ricoprire bene. Mettere da parte a temperatura ambiente per circa 30 minuti.
2. Disporre il composto di gamberi in una teglia che si adatti al forno Air Fryer Oven. Sistemare la leccarda sul fondo della camera di cottura del forno Air Fryer. Selezionare "Bake" e regolare la temperatura a 450 °F.
3. Impostare il tempo per 6 minuti e premere "Start".
4. Quando il display mostra "Add Food" inserire la teglia nella posizione centrale. Quando il tempo di cottura è completo, rimuovere la teglia dal forno della friggitrice ad aria. Quando il display mostra "Turn Food" non girare il cibo.
5. Quando il tempo di cottura è completo, rimuovere la teglia dal forno della friggitrice ad aria. Servire caldo.

Nutrizione:
- Calorie 189; Carboidrati 2.4g
- Grasso 7.7g; Proteine 26g

83. Tilapia croccante
Tempo di preparazione: 5 minuti
Tempo di cottura: 15 minuti
Porzioni: 2
Ingredienti:
- ¾ di tazza di cornflakes, schiacciati
- 1 (1-oz.) pacchetto, mix di condimento secco stile ranch
- 2½ cucchiai di olio vegetale
- 2eggs
- 4 filetti di tilapia (6 once)

Indicazioni:
1. In una ciotola poco profonda, sbattere le uova. In un'altra ciotola, aggiungere i cornflakes, il condimento ranch e l'olio e mescolare fino a formare un composto briciolso. Immergere i filetti di pesce nell'uovo e poi ricoprirli con la miscela di cornflakes.
2. Disporre i filetti di tilapia sul vassoio di cottura unto. Sistemare la leccarda sul fondo della camera di cottura del forno Air Fryer.

Selezionare "Air Dry" e regolare la temperatura a 355 °F. Impostare il tempo per 14 minuti e premere "Start".
3. Quando il display mostra "Add Food", inserire il vassoio di cottura nella posizione centrale. Quando il display mostra "Turn Food" girare i filetti di tilapia. Quando il tempo di cottura è completo, rimuovere il vassoio dal forno della friggitrice ad aria. Servire caldo.

Nutrizione:
- Calorie 291
- Carboidrati 4.9g
- Grasso 14.6g
- Proteina 34.8g

84. Bacchette di pollo
Tempo di preparazione: 10 minuti
Tempo di cottura: 20 minuti
Porzioni: 8
Ingredienti:
- 8 bacchette di pollo
- 2 cucchiai di olio d'oliva
- 1 cucchiaino di sale
- 1 cucchiaino di pepe
- 1 cucchiaino di aglio in polvere
- 1 cucchiaino di paprika
- 1/2 cucchiaino di cumino

Indicazioni:
1. Mescolare l'olio d'oliva con sale, pepe nero, aglio in polvere, paprika e cumino in una ciotola.
2. Strofinare questa miscela liberamente su tutte le bacchette.
3. Mettere queste bacchette nel cestello della friggitrice.
4. Girare la manopola per selezionare la modalità "Air Fry".
5. Premi il pulsante Time e usa di nuovo la manopola per impostare il tempo di cottura a 20 minuti
6. Ora premi il pulsante Temp e ruota il quadrante per impostare la temperatura a 375 gradi F.

7. Una volta preriscaldato, mettere il cestello della friggitrice ad aria nel forno.
8. Capovolgere le cosce di pollo a metà cottura.
9. Riprendere la frittura all'aria per altri 10 minuti
10. Servire caldo.

Nutrizione:
- Calorie 212
- Grasso 11,8 g
- Carboidrati 14,6 g
- Proteina 17,3 g

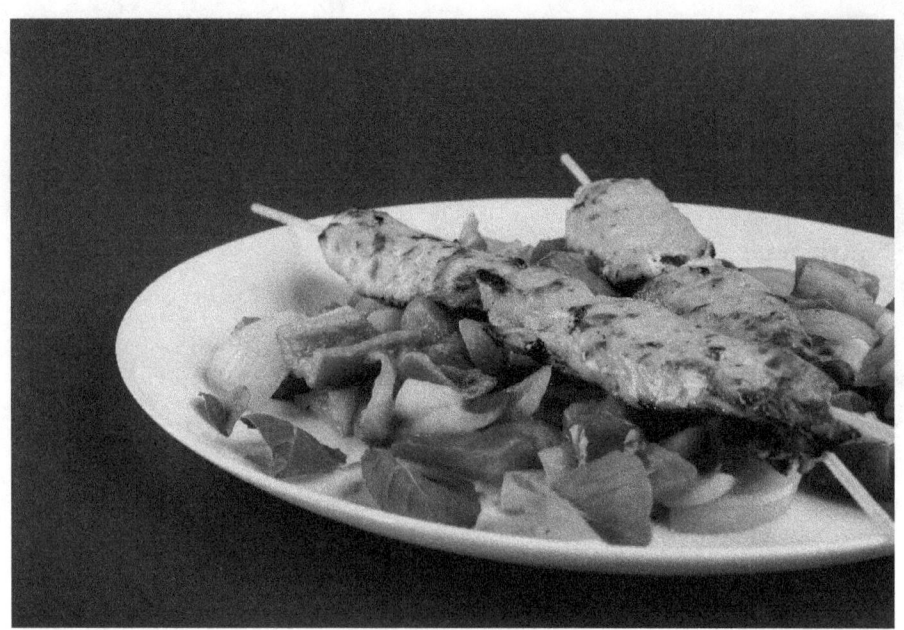

85. Petto di tacchino al timo

Tempo di preparazione: 10 minuti
Tempo di cottura: 40 minuti
Porzioni: 4
Ingredienti:

- 2 libbre di petto di tacchino
- Sale, a piacere
- Pepe nero, a piacere
- 4 cucchiai di burro fuso
- 3 spicchi d'aglio, tritati
- 1 cucchiaino di timo, tritato
- 1 cucchiaino di rosmarino, tritato

Indicazioni:
1. Mescolare il burro con sale, pepe nero, aglio, timo e rosmarino in una ciotola.
2. Strofinare liberamente questo condimento sul petto di tacchino e metterlo nel cestello della friggitrice ad aria.
3. Girare la manopola per selezionare la modalità "Air Fry".

4. Premi il pulsante Time e usa di nuovo la manopola per impostare il tempo di cottura a 40 minuti
5. Ora premi il pulsante Temp e ruota il quadrante per impostare la temperatura a 375 gradi F.
6. Una volta preriscaldato, mettere il cestello della friggitrice ad aria nel forno
7. Affettare e servire fresco.

Nutrizione:
- Calorie 334; Grasso 4,7 g; Carboidrati 54,1 g; Proteina 26,2 g

86. Halibut all'aceto
Tempo di preparazione: 5 minuti
Tempo di cottura: 12 minuti
Porzioni: 2
Ingredienti:
- 2 filetti di halibut da 5 once
- 1 spicchio d'aglio, tritato
- 1 cucchiaino di rosmarino fresco, tritato
- 1 cucchiaio di olio d'oliva
- 1 cucchiaio di aceto di vino rosso
- 1/8 di cucchiaino di salsa piccante

Indicazioni:
1. In un grande sacchetto richiudibile, aggiungere tutti gli ingredienti. Sigillare il sacchetto e scuotere bene per mescolare. Mettere in frigo a marinare per almeno 30 minuti Togliere i filetti di pesce dal sacchetto e scuotere la marinata in eccesso. Disporre i filetti di halibut sul vassoio di cottura unto.
2. Sistemare la leccarda sul fondo della camera di cottura del forno Air Fryer. Selezionare "Bake" e regolare la temperatura a 450 °F. Impostare il tempo per 12 minuti e premere "Start". Quando il display mostra "Add Food", inserire il vassoio di cottura in posizione centrale. Quando il display mostra "Turn Food" girare i filetti di halibut. Quando il tempo di cottura è completo, rimuovere il vassoio dal forno della friggitrice ad aria. Servire caldo.

Nutrizione:

- Calorie 223
- Carboidrati 1g
- Grasso 10.4g
- Proteina 30g

87. Salmone al limone

Tempo di preparazione: 5 minuti
Tempo di cottura: 10 minuti
Porzioni: 2
Ingredienti:
1. 1 cucchiaio di succo di limone fresco
2. ½ cucchiaio di olio d'oliva
3. Sale e pepe nero macinato, come richiesto
4. 1 spicchio d'aglio, tritato
5. ½ cucchiaino di foglie di timo fresco, tritate
6. 2 filetti di salmone (7 once)

Indicazioni:
1. In una ciotola, aggiungere tutti gli ingredienti tranne il salmone e mescolare bene. Aggiungere i filetti di salmone e ricoprirli generosamente con la miscela.
2. Disporre i filetti di salmone su una griglia di cottura leggermente unta, con la pelle rivolta verso il basso. Sistemare la leccarda sul fondo della camera di cottura del forno Air Fryer. Selezionare "Air Dry" e regolare la temperatura a 400 °F. Impostare il tempo per 10 minuti e premere "Start".
3. Quando il display mostra "Add Food", inserire la griglia di cottura nella posizione inferiore. Quando il display mostra "Turn Food" girare i filetti.
4. Quando il tempo di cottura è completo, rimuovere il vassoio dal forno della friggitrice ad aria. Servire caldo.

Nutrizione:
- Calorie 297; Carboidrati 0.8g
- Grasso 15.8g; Proteina 38.7g

88. Polpette di salmone

Tempo di preparazione: 10 minuti
Tempo di cottura: 7 minuti
Porzioni: 2
Ingredienti:
- 8 once di filetto di salmone, tritato
- 1 limone, tagliato a fette
- 1/2 cucchiaino di aglio in polvere
- 1 uovo, leggermente sbattuto
- 1/8 di cucchiaino di sale

Indicazioni:
1. Aggiungere tutti gli ingredienti tranne le fette di limone nella ciotola e mescolare fino a quando non sono ben combinati.
2. Spruzzare il cestello della friggitrice con spray da cucina.
3. Mettere la fetta di limone nel cestello della friggitrice ad aria.
4. Fate delle polpette di forma uguale con la miscela di salmone e mettetele sopra le fette di limone nel cestello della friggitrice ad aria.
5. Cuocere a 390 F per 7 minuti.
6. Servire e gustare.

Nutrizione:
- Calorie 184
- Grasso 9,2 g
- Carboidrati 1 g ; Zucchero 0,4 g
- Proteina 24,9 g ; Colesterolo 132 mg

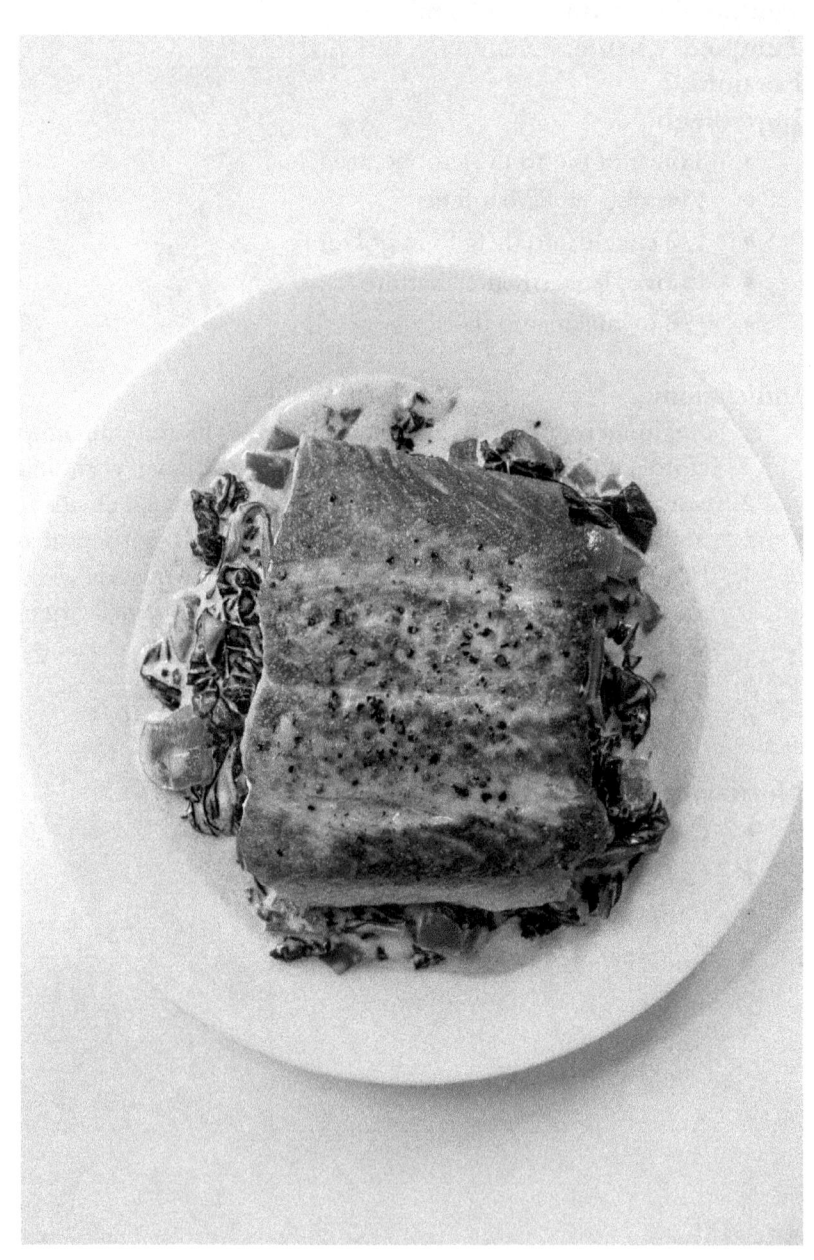

89. Gamberi croccanti
Tempo di preparazione: 5 minuti
Tempo di cottura: 10 minuti
Porzioni: 4
Ingredienti:
- 1egg
- ½ libbra di nacho chips schiacciate
- 12 gamberi, pelati e decorticati

Indicazioni:
1. In un piatto poco profondo, sbattere l'uovo. In un altro piatto poco profondo, mettere i nacho chips schiacciati. Rivestire il gambero nell'uovo e poi rotolarlo nei nacho chips.
2. Disporre i gamberi rivestiti su 2 vassoi di cottura in un unico strato. Sistemare la leccarda sul fondo della camera di cottura del forno Air Fryer. Selezionare "Air Dry" e regolare la temperatura a 355 °F. Impostare il tempo per 8 minuti e premere "Start".
3. Quando il display mostra "Add Food" inserire 1 vassoio nella posizione superiore e un altro nella posizione inferiore. Quando il display mostra "Turn Food" non girare il cibo ma cambiare la posizione dei vassoi di cottura. Quando il tempo di cottura è completo, rimuovere i vassoi dal forno della friggitrice ad aria. Servire caldo.

Nutrizione:
- Calorie 386; Carboidrati 36.1g
- Grasso 17g; Proteina 21g

90. Polpette di pollo macinato
Tempo di preparazione: 10 minuti
Tempo di cottura: 10 minuti
Porzioni: 4
Ingredienti:
- 1 libbra di pollo macinato
- 1/3 di tazza di panko
- 1 cucchiaino di sale
- 2 cucchiaini di erba cipollina

- 1/2 cucchiaino di aglio in polvere
- 1 cucchiaino di timo
- 1 uovo

Indicazioni:
1. Mettere tutti gli ingredienti delle polpette in una ciotola e mescolare bene. Fai delle piccole polpette con questo composto e mettile nel cestello della friggitrice.
2. Premere il "Pulsante di accensione" del forno Air Fry e girare il quadrante per selezionare la modalità "Air Fry". Premere il pulsante "Time" e girare nuovamente il quadrante per impostare il tempo di cottura a 10 minuti
3. Ora premi il pulsante Temp e ruota il quadrante per impostare la temperatura a 350 gradi F. Una volta preriscaldato, metti il cestello della friggitrice all'interno e chiudi il coperchio. Servire caldo.

Nutrizione:
- Calorie 453
- Grasso 2,4 g
- Carboidrati 18 g
- Proteina 23,2 g

Dolci e dessert

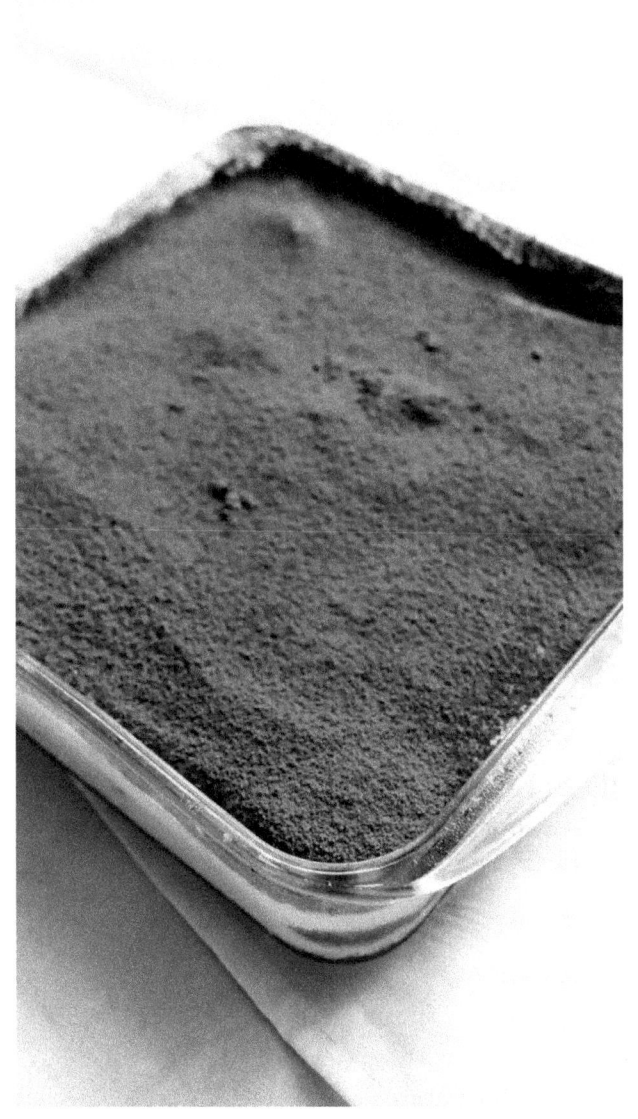

91. Ceci arrostiti con zucchero di cannella
Tempo di preparazione: 5 minuti
Tempo di cottura: 10 minuti
Porzioni: 2
Ingredienti:
- 1 cucchiaio di dolcificante
- 1 cucchiaio di cannella
- 1 C. ceci

Indicazioni:
1. Preriscaldare il forno della friggitrice a 390 gradi.
2. Sciacquare e scolare i ceci.
3. Mescolare tutti gli ingredienti insieme e aggiungere alla friggitrice ad aria.
4. Versare nel rack/cestino del forno. Posizionare il cestello sul ripiano centrale del forno della friggitrice ad aria. Impostare la temperatura a 390°F e impostare il tempo a 10 minuti.

Nutrizione:
- Calorie - 111
- Proteine - 16 g.
- Grasso - 19 g.
- Carboidrati - 18 g.

92. Ciambelle di biscotto
Tempo di preparazione: 7 minuti
Tempo di cottura: 5 minuti
Porzioni: 8
Ingredienti:
- Pizzico di pimento
- cucchiai di zucchero di canna scuro
- 1 cucchiaino di cannella
- 1/3 di tazza di dolcificante granulato
- cucchiai di olio di cocco fuso
- 1 lattina di biscotti

Indicazioni:
1. Mescolare il pimento, lo zucchero, il dolcificante e la cannella.
2. Estrarre i biscotti dal barattolo e con un tagliabiscotti circolare, fare dei buchi al centro e metterli nella friggitrice ad aria.
3. Cuocere 5 minuti a 350 °F
4. Man mano che i lotti sono cotti, usare un pennello per rivestire con olio di cocco fuso e immergere ciascuno nella miscela di zucchero.
5. Servire caldo!

Nutrizione:
- Calorie 378
- Grasso 9g
- Carboidrati 5g
- Proteina 4g

93. Torta Angel Food
Tempo di preparazione: 5 minuti
Tempo di cottura: 30 minuti
Porzioni: 12
Ingredienti:
- ¼ di tazza di burro fuso
- 1 tazza di eritritolo in polvere
- 1 cucchiaino di estratto di fragola
- 12 albumi d'uovo
- 2 cucchiaini di crema di tartaro

Indicazioni:
1. Preriscaldare la friggitrice ad aria per 5 minuti.
2. Mescolare la crema di tartaro e gli albumi d'uovo.
3. Usare un mixer a mano e sbattere fino a che non sia bianco e spumoso.
4. Aggiungere il resto degli ingredienti tranne il burro e sbattere per un altro minuto.
5. Versare in una pirofila.

6. Mettere nel cestello della friggitrice ad aria e cuocere per 30 minuti a 400°F o se uno stuzzicadenti inserito al centro ne esce pulito.
7. Irrorare con burro fuso una volta raffreddato.

Nutrizione:
- Calorie - 65
- Proteine - 3,1 g.
- Grasso - 5 g
- Carboidrati - 6,2 g.

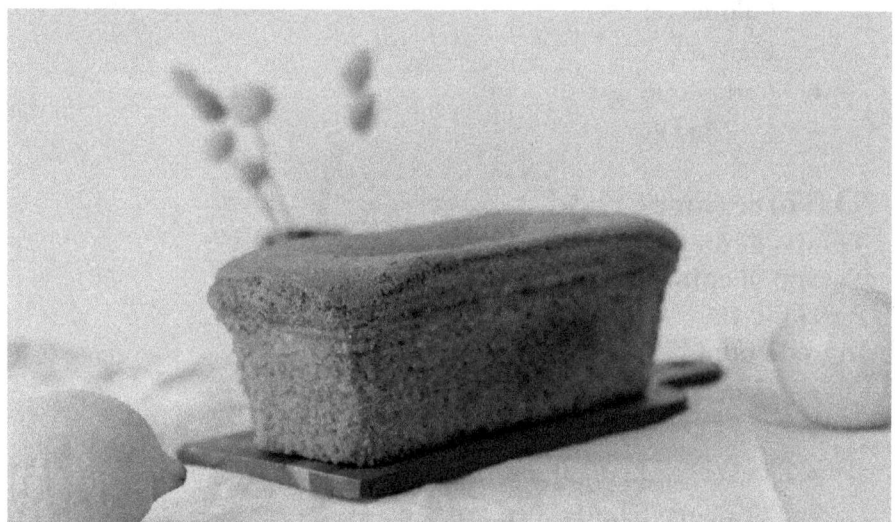

94. Wonton alla crema di formaggio
Tempo di preparazione: 5 minuti
Tempo di cottura: 5 minuti
Porzioni: 16
Ingredienti:
- 1 uovo mescolato con un po' d'acqua
- Wonton wrappers
- ½ tazza di eritritolo in polvere
- oz. di formaggio cremoso ammorbidito Olio d'oliva

Indicazioni:
1. Mescolare il dolcificante e il formaggio cremoso.
2. Disporre quattro wonton alla volta e coprire con un canovaccio per evitare che si secchino.
3. Mettere ½ cucchiaio di miscela di formaggio cremoso in ogni involucro
4. Immergere il dito nella miscela uovo/acqua e piegare diagonalmente per formare un triangolo.
5. Sigillare bene i bordi e ripetere lo stesso con gli ingredienti rimanenti.
6. Mettere i wonton pieni nel forno Smart Air Fryer e cuocere 5 minuti a 400 °F, scuotendo a metà cottura.

Nutrizione:
- Calorie 378
- Grasso9g
- Carboidrati5g
- Proteina 4g

95. Rotoli alla cannella
Tempo di preparazione: 2 ore e 11 minuti
Tempo di cottura: 5 minuti
Porzioni: 8
Ingredienti:
- 1 cucchiaio e mezzo di cannella
- ¾ di tazza di zucchero di canna
- ¼ di tazza di olio di cocco fuso
- 1 libbra di pasta di pane congelata, scongelata
- Smalto:
- ½ cucchiaino di vaniglia
- 1 ¼ di tazza di eritritolo in polvere
- cucchiai di ghee ammorbidito
- oz. di formaggio cremoso ammorbidito

Indicazioni:
1. Disporre la pasta di pane e stenderla in un rettangolo.
2. Spennellare il ghee fuso sulla pasta e lasciare un bordo di 1 pollice lungo i bordi.
3. Mescolare la cannella e il dolcificante e poi cospargere l'impasto.
4. Arrotolare la pasta strettamente e tagliarla in 8 pezzi.
5. Lasciare riposare per 2 ore a lievitare
6. Per fare la glassa, mescolate semplicemente gli ingredienti della glassa fino a renderla liscia.
7. Una volta che i rotoli salgono, metteteli nella friggitrice ad aria e cuoceteli 5 minuti a 350 °F.
8. Servire gli involtini cosparsi di glassa di formaggio cremoso.
9. Buon divertimento!

Nutrizione:
- Calorie 378
- Grasso9g
- Carboidrati5g
- Proteina 4g

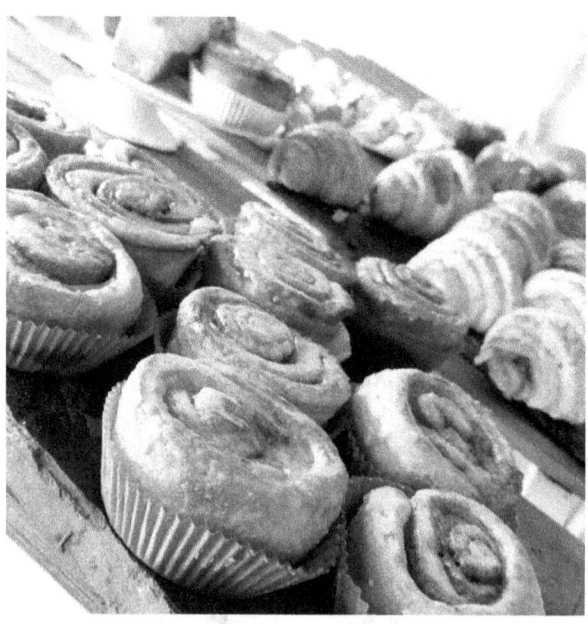

96. Composta di frutta al miele
Tempo di preparazione: 10 minuti
Tempo di cottura: 3 minuti
Porzioni: 4
Ingredienti:
- 1/3 di tazza di miele
- 1 1/2 tazze di mirtilli
- 1 1/2 tazze di lamponi

Indicazioni:
1. Mettere tutti gli ingredienti nel cestello della friggitrice ad aria e mescolare bene.
2. Sigillare la pentola con il coperchio e cuocere a fuoco vivo per 3 minuti.
3. Una volta fatto, lasciare che la pressione venga rilasciata naturalmente. Togliere il coperchio.
4. Servire e gustare.

Nutrizione:
- Calorie - 141
- Proteine - 1 g.
- Grasso - 0,5 g.
- Carboidrati - 36,7 g.

97. Marmellata di pesche dolci
Tempo di preparazione: 10 minuti
Tempo di cottura: 16 minuti
Porzioni: 20
Ingredienti:
1. 1 1/2 lb. pesche fresche, snocciolate e tritate
2. 1/2 cucchiaio di vaniglia
3. 1/4 di tazza di sciroppo d'acero

Indicazioni:
1. Mettere tutti gli ingredienti nella friggitrice ad aria e mescolare bene.
2. Sigillare la pentola e cuocere a fuoco vivo per 1 minuto.

3. Una volta fatto, lasciare che la pressione venga rilasciata naturalmente. Togliere il coperchio.
4. Impostare la pentola sulla modalità sauté e cuocere per 15 minuti o fino a quando la marmellata si è addensata.
5. Versare nel contenitore e conservare in frigorifero.

Nutrizione:
- Calorie - 16
- Proteine - 0,1 g.
- Grasso - 0 g.
- Carboidrati - 3,7 g

98. Salsa di pere
Tempo di preparazione: 10 minuti
Tempo di cottura: 15 minuti
Porzioni: 6
Ingredienti:
- 10 pere, affettate
- 1 tazza di succo di mela
- 1 1/2 cucchiaino di cannella
- 1/4 di cucchiaino di noce moscata

Indicazioni:
- Mettere tutti gli ingredienti nella friggitrice ad aria e mescolare bene.
- Sigillare la pentola e cuocere a fuoco vivo per 15 minuti.
- Una volta fatto, lasciare rilasciare la pressione naturalmente per 10 minuti, poi rilasciare il rimanente usando il rilascio rapido. Togliere il coperchio.
- Frullare il composto di pere con un frullatore a immersione fino a renderlo liscio.
- Servire e gustare.

Nutrizione:
- Calorie - 222
- Proteine - 1,3 g.
- Grasso - 0,6 g.
- Carboidrati - 58,2 g.

99. Muffin di brownie
Tempo di preparazione: 10 minuti
Tempo di cottura: 10 minuti
Porzioni: 12
Ingredienti:
- 1 pacchetto Betty Crocker fudge brownie mix
- ¼ di tazza di noci, tritate
- 1 uovo
- 1/3 di tazza di olio vegetale
- 2 cucchiaini di acqua

Indicazioni:
1. Ungere 12 stampi per muffin. Mettere da parte.
2. In una ciotola, mettere tutti gli ingredienti insieme.
3. Mettere il composto negli stampi per muffin preparati.
4. Premere il "Pulsante di accensione" del forno Air Fry e girare il quadrante per selezionare la modalità "Air Fry".
5. Premere il pulsante Time e girare nuovamente la manopola per impostare il tempo di cottura a 10 minuti.
6. Ora premi il pulsante Temp e ruota il quadrante per impostare la temperatura a 300 gradi F.
7. Premere il pulsante "Start/Pause" per iniziare.
8. Quando l'unità suona per mostrare che è preriscaldata, aprire il coperchio.
9. Disporre gli stampi per muffin nel "Cestino per friggere all'aria" e inserirli nel forno.
10. Mettere gli stampi per muffin su una rastrelliera a raffreddare per circa 10 minuti.
11. Con attenzione, capovolgere i muffin sulla rastrelliera per raffreddare completamente prima di servire.

Nutrizione:
- Calorie - 168
- Proteine - 2 g.
- Grasso - 8,9 g.
- Carboidrati - 20,8 g

100. Bocconcini di toast francese
Tempo di preparazione: 5 minuti
Tempo di cottura: 15 minuti
Porzioni: 8
Ingredienti:
- Latte di mandorla
- Cannella
- Dolcificante
- 3 uova
- 4 pezzi di pane di grano

Indicazioni:
1. Preriscaldare il forno della friggitrice a 360 gradi.
2. Sbattere le uova e diluirle con il latte di mandorla.
3. Mescolare 1/3 di tazza di dolcificante con molta cannella.
4. Strappare il pane a metà, impacchettare i pezzi e premere insieme per formare una palla.
5. Immergere le palline di pane nell'uovo e poi rotolarle nello zucchero di cannella, assicurandosi di ricoprirle completamente.
6. Mettere le palline di pane rivestite nella friggitrice ad aria e cuocere per 15 minuti.

Nutrizione:
- Calorie - 289
- Proteine - 0 g.
- Grasso - 11 g.
- Carboidrati - 17 g.

Conclusione

Il Mediterranean Air Fryer Cookbook è progettato per semplificare la tua vita rendendo le ricette deliziose e sane facili e veloci. È più divertente mangiare cibo buono che mangiare cibo cattivo. Ecco perché hai bisogno del Mediterranean Air Fryer Cookbook. Contiene ricette gustose che sicuramente piaceranno anche al più grande mangiatore schizzinoso. Concludiamo con uno degli stili di cottura più popolari della friggitrice ad aria, l'antipasto! Sono eccellenti per fare pasti veloci che possono essere mangiati in un momento. Non puoi sbagliare con verdure, pollo, manzo o snack. Sarai sorpreso di quante varietà puoi creare. Soprattutto, gli antipasti sono facili da fare, quindi non dovrai passare del tempo in cucina se non vuoi.

In questa guida, hai trovato oltre 100 ricette per pasti semplici e deliziosi che cucinano mentre lavori. Non dovrete mai più preoccuparvi di rimanere a corto di cose da fare o di dover rimanere alzati fino a tardi per preparare il cibo.

La dieta mediterranea è uno dei modelli alimentari più sani ed è stata usata per secoli per promuovere la longevità, la buona salute e un peso sano. Ha le sue origini nelle regioni mediterranee dell'Europa meridionale, dell'Africa settentrionale e dell'Asia occidentale. Gli elementi chiave della dieta mediterranea sono frutta, verdura, noci e fagioli, cereali integrali, pesce e pollame, e olio d'oliva.

Questo libro di cucina mira a fornire a tutti ricette facili da fare che li aiuteranno a mantenere una dieta generale sana. Il libro contiene una varietà di ricette adatte alla colazione o al pranzo. Ogni ricetta è accompagnata da un inserto che spiega perché certi piatti fanno parte della Dieta Mediterranea, così come informazioni aggiuntive sulle ricette stesse. Alcune ricette sono anche accompagnate da consigli evidenziati che vi aiuteranno in vari aspetti della cucina e della preparazione del cibo. In un mondo perfetto, il personalizzato è di buon auspicio, poiché si può prendere ciò che si è capito e applicarlo alla propria vita.

Infine, non si tratta solo di ridurre il peso, ma di avere un corpo solido. Quando hai un corpo più buono, migliori il glucosio, il colesterolo, il polso e gli ormoni. Allo stesso modo diminuisci il pericolo di malattie coronariche e tumori maligni. È essenziale diminuire il peso per ottenere un corpo più sano. Dobbiamo considerare gli alimenti non per la loro ammissione calorica, ma per la loro stima di supplemento. Dobbiamo mangiare cibo di qualità. Come paese, dovremmo cambiare la nostra idea per un corpo sano. Non si tratta solo della sfortuna del grasso, ma anche della costruzione dei muscoli. Se perdi misure equivalenti di grasso e muscoli, allora non stai ottenendo più benefici.

La riduzione del peso è un'escursione. Occuparsi di se stessi è importante. Devi essere presente per la tua famiglia, inoltre, per far crescere dei ragazzi che abbiano un corpo solido. La frittura ad aria trasporta cibo superbamente sano senza tutto l'olio necessario per il successo nella frittura ordinaria. Questo innegabilmente noto apparecchio da cucina si trova sul vostro davanzale e funziona come una stufa a convezione più piccola del solito: L'aria calda scorre costantemente intorno a qualsiasi cibo che avete aggiunto alla cassa di cottura della macchina. L'esterno del cibo ottiene una bontà soda e croccante, mentre all'interno rimane superbamente delicato. Le friggitrici ad aria funzionano in modo ammirevole nel trasmettere l'esperienza del cibo scottato senza la vera frittura. Per incontrare la portata completa di ciò che questo piccolo cavallo di battaglia può fare, valutare la totalità dei piani qui sotto, che vanno dagli antipasti al dessert, e incorporare top picks come falafel e torta canale. Inoltre, abbiamo notato il pollo cantato? Preparate le vostre papille gustative per essere incuriositi e preparatevi a dare alla vostra friggitrice ad aria il primo posto sul bancone della cucina che un pezzo conveniente di apparato merita.

Qui tutti i progressi semplici e di base sono offerti dal metodo per pianificare e cucinare vantaggiosamente. La formula del pesce della friggitrice ad aria vi aiuterà a godere del pesce fresco, gustoso, solido e paradisiaco in modo semplice e creativo seguendo alcuni progressi scattanti e semplici e utilizzando tutti gli ingredienti accessibili prontamente disponibili.

La formula farà parlare i pesci anche ai bambini. Quindi, non statevene con le mani in mano, utilizzate la vostra friggitrice ad aria e sfruttate al meglio la formula incredibile in questo momento.

© Copyright 2020 di Luis Smith - Tutti i diritti riservati.
Il seguente libro è riprodotto di seguito con l'obiettivo di fornire informazioni che siano il più accurate e affidabili possibile. Indipendentemente da ciò, l'acquisto di questo libro può essere visto come un consenso al fatto che sia l'editore che l'autore di questo libro non sono in alcun modo esperti sugli argomenti discussi all'interno e che qualsiasi raccomandazione o suggerimento che viene fatto qui è solo per scopi di intrattenimento. I professionisti dovrebbero essere consultati, se necessario, prima di intraprendere qualsiasi azione qui sostenuta.
Questa dichiarazione è considerata giusta e valida sia dall'American Bar Association che dal Comitato dell'Associazione degli Editori ed è legalmente vincolante in tutti gli Stati Uniti.
Inoltre, la trasmissione, la duplicazione o la riproduzione di una qualsiasi delle seguenti opere, comprese le informazioni specifiche, sarà considerata un atto illegale, indipendentemente dal fatto che sia fatto elettronicamente o a stampa. Ciò si estende alla creazione di una copia secondaria o terziaria dell'opera o di una copia registrata ed è consentito solo con l'espresso consenso scritto dell'Editore. Tutti i diritti aggiuntivi sono riservati.
Le informazioni contenute nelle pagine seguenti sono ampiamente considerate un resoconto veritiero e accurato dei fatti e come tali, qualsiasi disattenzione, uso o abuso delle informazioni in questione da parte del lettore renderà qualsiasi azione risultante esclusivamente sotto la loro responsabilità. Non ci sono scenari in cui l'editore o l'autore originale di questo lavoro possano essere in alcun modo ritenuti responsabili per qualsiasi difficoltà o danno che possa accadere dopo aver intrapreso le informazioni qui descritte.
Inoltre, le informazioni contenute nelle pagine seguenti sono intese solo a scopo informativo e devono quindi essere considerate come universali. Come si addice alla sua natura, sono presentate senza garanzia della loro validità prolungata o della loro qualità provvisoria. I marchi di fabbrica che sono menzionati sono fatti senza consenso scritto e non possono in alcun modo essere considerati un'approvazione da parte del titolare del marchio.

CPSIA information can be obtained
at www.ICGtesting.com
Printed in the USA
LVHW051054230621
690925LV00009B/829